SICHUAN DAXUE ZHEXUE SHEHUI KEXUE XUESHU ZHUZUO CHUBAN JIJIN CONGSHU

四川大学哲学社会科学学术著作出版基金丛书

四川大学中央高校基本科研业务费研究专项项目（skcb201208）资助

四川省新型农村合作医疗
综合发展报告2010—2011

主编　周晓嫒

编者　范少瑜　彭美华　朱才华

U0313482

四川大学出版社

特约编辑:唐明超
责任编辑:朱辅华
责任校对:许　奕
封面设计:墨创文化
责任印制:王　炜

图书在版编目(CIP)数据

四川省新型农村合作医疗综合发展报告 2010~2011/周晓媛主编. 一成都:四川大学出版社,2013.9
ISBN 978-7-5614-7178-4

Ⅰ.①四… Ⅱ.①周… Ⅲ.①农村-合作医疗-研究报告-四川省 2010~2011 Ⅳ.①R197.1

中国版本图书馆 CIP 数据核字(2013)第 232014 号

书名	四川省新型农村合作医疗综合发展报告 2010—2011
主　编	周晓媛
出　版	四川大学出版社
地　址	成都市一环路南一段 24 号(610065)
发　行	四川大学出版社
书　号	ISBN 978-7-5614-7178-4
印　刷	郫县犀浦印刷厂
成品尺寸	170 mm×240 mm
印　张	10.25
字　数	194 千字
版　次	2013 年 10 月第 1 版
印　次	2013 年 10 月第 1 次印刷
定　价	20.00 元

◆ 读者邮购本书,请与本社发行科联系。
电话:(028)85408408/(028)85401670/
(028)85408023 邮政编码:610065
◆ 本社图书如有印装质量问题,请
寄回出版社调换。
◆ 网址:http://www.scup.cn

丛书序

四川大学（以下简称川大）是中国近代创办的最早一批高等教育机构中的一个。近十余年来，又经两次"强强合并"，成为学科覆盖面较广、综合实力较强的一所综合性大学。一百多年来，川大的人文社会科学在学校日益壮大的过程中，从国学研究起步，接受现代科学的洗礼，不同的学术流派融合互动、共同成长，形成了今日既立足于中国传统，又积极面向世界的学术特征。

作为近代教育机构，四川大学的历史要从 1896 年设立的四川中西学堂算起。但具体到人文社会科学研究，则可以追溯到清同治十三年（1874 年）由张之洞等人创办的四川尊经书院。在短短二十几年的办学历史中，书院先后培养出经学家廖平、思想家吴虞等一大批在近代中国学术思想史上影响巨大的学者，也因此使四川成为国内研究经、史、文章等中国传统之学的重镇。此后，在 20 世纪相当长的一段时间里，以国学为主要研究对象的近代"蜀学"成为川大人文社会科学研究的主流，拥有张森楷、龚道耕、林思进、向楚、向宗鲁、庞俊、蒙文通、刘咸炘、李植、李培甫、伍非百等一大批国内知名的学者。

近代蜀学在研究内容上以传统学术为主，在观念与方法上则立意求新。廖平的经学思想曾经作为 19 世纪晚期变法维新的基本理论依据之一，其知识背景上也不乏西学色彩。20 世纪 20 年代成长起来的一批学者如庞俊、刘咸炘等人，更是亲自参与了中国传统学术向现代学术的转变。其中，蒙文通由经向史，同时又广涉四部之学，在晚年更是力图从唯物史观的角度探索中国社会与思想的演进，最能代表这一学术传统的是包容、开放并具有前瞻性的眼光。

自 20 世纪 20 年代开始，现代社会科学的深入研究也逐渐在川大开展。1922 年至 1924 年，吴玉章在此教授经济学课程，鼓励学生通过社会科学的研究，思考"中国将来前途怎样走"的问题。1924 年，学校设立了 10 个系，在人文社会科学 6 个系中，除了延续着蜀学风格的中文系外，教育、英文、历史、政治、经济 5 个系均着力于新的社会科学研究。这一科系的设置格局一直持续到 30 年代初的国立四川大学时期。

川大的另一源头是私立华西协合大学（以下简称华大）。作为教会学校，华大文科自始即以"沟通中西文化与发扬中西学术"为宗旨，而尤擅长于西式学问。其中，边疆研究最放异彩。1922 年创办的华西边疆研究学会（West China Border Research Society）及其会刊《华西边疆研究学会杂志》（*Journal of the West China Border Research Society*）在国际学术界享有盛誉。华大博物馆以"搜集中国西部出土古物、各种美术品，以及西南边疆民族文物，以供学生课余之参考，并做学术研究之材料"为目标，在美籍学者葛维汉（David Crockett Graham）的主持下，成为国内社会科学研究的另一基地。

华大社会科学研究的特点：一是具有较强的国际色彩，二是提倡跨学科的合作，三是注重实地踏勘；对边疆文化、底层文化和现实问题更为关注，与国立川大校内更注重"大传统"和经典研习的学术风格形成了鲜明对比。双方各有所长，其融合互补也成为 20 世纪三四十年代两校人文社会科学发展的趋向。从 20 世纪 30 年代中期开始，华大一方面延请了庞俊、李植等蜀学传人主持中文系，加强了其国学研究的力量；另一方面致力于学术研究的中国化。一批既有现代社会科学的训练，又熟悉中国古典文化的中国学者如李安宅、郑德坤等成为新的学术领袖。

1935 年，任鸿隽就任国立四川大学校长后，积极推动现代科学的发展。1936 年 5 月，川大组建了西南社会科学调查研究处，在文科中首倡实地调研的风气，也代表了川大对西南区域跨学科综合性研究的发端。此后，经济学、社会学、民族学、考古学等领域的学者组织开展了大量的实地考察工作，掌握了西南地区社会文化的第一手资料。在历史学方面，较之传统史学而言更注重问题导向和新材料之扩充的"新史学"也得到了蓬勃发展，并迅速成为国内史学界的重镇。20 世纪 30 年代后期开始，川大校内名师云集。张颐（哲学）、朱光潜（美学）、萧公权（政治学）、赵人儁（经济学）、徐中舒（历史学）、蒙文通（历史学）、赵少咸（语言学）、冯汉骥（考古学、人类学）、闻宥（民族学、语言学）、任乃强（民族学）、胡鉴民（民族学）、彭迪先（经济学）、缪钺（历史学）、叶麐（文艺心理学）、杨明照（古典文学）等一批大师级学者均在此设帐，有的更任教终身，为川大文科赢得了巨大声誉。

在不同学术流派的融合中，川大人文社会科学形成了自己的特点：一方面具有传统学术通观明变之长，另一方面又具有鲜明的现代学术意识。1952 年，在院系调整中，随着华大文科的并入，更使川大人文社会科学进入了飞速发展的新时期。半个多世纪以来，在继续保持传统优势学科如古典文学、语言学、历史学、考古学、民族学发展的基础上，新的学科如宗教学、理论经济学、敦煌学、比较文学、城市史等也成长起来，涌现出了一大批在国内外学术界受到极高赞誉的学者，为川大文科未来的进一步发展打下了良好的基础。

2006年是川大建校110周年，为了继续发扬深厚的学术传统，推动人文社会科学研究的新繁荣，学校决定设立"四川大学哲学社会科学学术著作出版基金"，资助川大学者尤其是中青年学者原创性学术精品的出版。我们希望通过这套丛书的出版，有助于川大学术大师的不断涌现和学术流派的逐渐形成，为建设具有中国特色、中国风格、中国气派的哲学社会科学作出贡献。

前　言

新型农村合作医疗简称"新农合"，是指由政府组织、引导、支持，农民自愿参加，个人、集体和政府多方筹资，以大病统筹为主的农民医疗互助共济制度。从 2003 年起，这项制度在中国农村地区以试点的方式开始推行。

四川省是新农合推行的全国首批试点省之一，从 2003 年 9 月至 2011 年年底，全省 175 个县已全部开展了新农合，参合人口超过 6 200 万人，占全省农业人口的 97.88%；年度筹集资金超过 190 亿元人民币；省级信息化管理平台基本建成，全省大多数地区农民住院可以实现及时结报。经过八年多的不断调整和完善，新农合已进入相对平稳运行的阶段，为解决四川地区广大农业人口的疾病经济负担发挥了相当大的作用。

本书是新农合运行进入平稳期后，首次对四川全省新农合的运行、管理现状进行描述和分析的专著，也是国内较早对中国西部地区新农合发展现状进行全面整理和描述的专著。本书着重分析了四川省近两年来新农合开展的情况，结合省级信息平台的统计数据和对 8 个县进行现场调查的数据，力求真实反映四川省新农合运行的现况，为中国卫生融资体系的发展和完善提供第一手的信息和资料。

本书共分为两部分。第一部分分为 3 章，主要介绍了四川省新农合总体发展概况，并总结了各地较好的管理经验，提出了一些相关的政策建议，由四川大学的周晓媛老师负责撰写；第二部分分为 8 章，分别为调研的 8 个县（区）的调研情况及相关分析，其中第四、五、九章由周晓媛老师负责撰写，第六、七、十章由四川大学的范少瑜老师负责撰写，第八章和第十一章由成都中医药大学的彭美华老师和朱才华老师负责撰写。

出版本书的目的，是希望能够将四川省新农合运行的情况提供给世人，让公众对新农合这项制度有更多的了解，从而引起更多的人对中国"三农"问题的关注。

感谢四川省卫生厅、财政厅对本课题的大力支持，感谢各相关市、县的卫生局、医保局和新农合管理中心对我们现场调查工作的支持，感谢四川大学华西公共卫生学院的陈凤同学、刘元家同学、谢德岗同学、赵少峰同学为本书的编写所付出的辛勤劳动。这本书是四川大学西部农村卫生发展研究中心的研究成果之一，感谢中心的各位同仁在本书的编写和修订过程给予我们帮助和建议，在此我们也特别感谢美国中华医学基金会对中国农村卫生研究的支持。

由于作者的水平有限和时间仓促，书中难免存在疏漏和不当之处，请各位读者多提宝贵意见。

四川大学西部农村卫生发展研究中心
四川大学华西公共卫生学院　周晓媛

2013 年 4 月

目 录

第一部分

第二部分

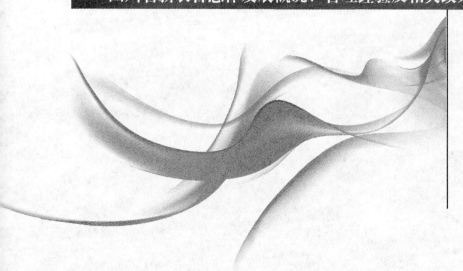

第一部分

——四川省新农合总体发展概况、管理经验及相关政策建议

第一章 导 论

第一节 全民健康覆盖之路

世界卫生组织（WHO）于 2005 年提出了全民健康覆盖（universal health coverage）的概念，提出大力发展各成员的卫生融资系统以确保全民在享有卫生服务的同时，不会因此陷入经济困境。随着越来越多的国家意识到国民健康对本国的社会经济发展有着至关重要的影响，WHO 的这一倡议也得到了全球广泛的支持。

全球证据表明，当个人卫生支出的比例超过总费用的 30％的时候，全民健康覆盖是很难实现的。因此，如何构建卫生融资体系以达到减轻人们看病负担的目标成为各国政府目前面临的最重要的议题之一。在过去的十几年中，中国政府通过陆续建立城镇职工基本医疗保险制度（以下简称"城职保"）、新型农村合作医疗制度（以下简称"新农合"）和城镇居民医疗保险制度（以下简称"城居保"）来改善卫生融资体系，使得个人卫生支出占卫生总费用的比例不断下降（图 1-1）。

尽管整体看来，中国三大医疗保险体系的建立在改善卫生总费用结构方面发挥了积极的作用，但是由于中国城市和农村在经济发展水平和卫生服务利用上存在巨大差异，农村的卫生融资体系无论是在筹资规模还是资金使用方面，都明显低于城市的水平，这使得我们更加关注相对弱势的农业人口的卫生融资情况。因为唯有当这一人群的卫生融资问题得以很好解决的时候，中国才能真正实现全民健康覆盖。

新农合是中国政府为解决我国农业人口因病致贫、因病返贫而推出的一项由政府组织、引导、支持，农民自愿参加，个人、集体和政府多方筹资，以大病统筹为主的农民医疗互助共济制度。这一制度的建立，不仅标志着中国农村被正式纳入国家保障的轨道中，而且对保护我国农村生产力、振兴农村经济、维护农村社会发展和稳定的大局、提高全民体质具有重大意义。

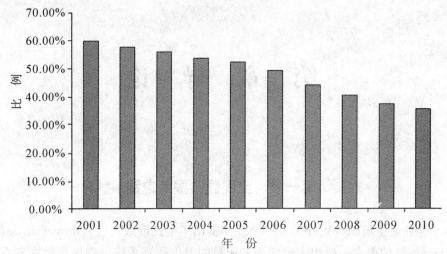

图 1-1   2001—2010 年中国个人卫生支出占卫生总费用的比例

(来源：中国卫生统计年鉴)

自 2003 年起，这项制度在中国农村地区以试点的方式开始推行。迄今为止，新农合已启动运行了十年。在这十年中，其发展极为迅速。据统计，截至 2011 年年底，全国共有 8.32 亿农民参加了新农合，占农业人口数量的 97.5%，人均筹资额从 2003 年的30 元/人预计增加到 2015 年的360 元/人。随着筹资额度的增加，目前新农合分担了 50% 左右的农民住院费用，一些重大疾病的补偿力度将达到 70%。尽管离全民健康覆盖尚有一段距离，但毋庸置疑的是，中国正在朝着这一目标积极努力。

第二节   本书的内容

中国西部是中国农村卫生发展的重点关注区域，而四川省又是中国西部人口最多的省份，不仅有着悠久的农业发展历史和众多的农业人口，也是中国推行新农合的首批试点省之一。因此，本书将以四川省新农合为对象，对其近年来的发展做一番阐述。

为了更好地反映四川新农合的发展现状，本次报告除了涉及全省新农合的一些发展情况，将着重以随机选取的四川省 8 个县（区）作为报告对象。不仅通过新农合网络平台收集了这 8 县（区）新农合的运行数据，而且通过现场调研，收集了当地新农合管理机构、医疗机构的相关数据，与当地相关机构人员（包括卫生局、民政局、财政局等）进行座谈，了解他们对新农合发展的看法，并随访了部分参合农民，试图从全方位的角度呈现出四川新农合的发展现状。

这8个县（区）分别是广元市苍溪县、德阳市罗江县、西昌市冕宁县、资阳市雁江区、乐山市五通桥区、广安市邻水县、泸州市江阳区和眉山市洪雅县。从地理位置来看，这8个县（区）分别位于四川省的北、东和南部，分布较为均衡，既有汉族地区，也有民族地区，在全省范围内具有较强代表性。

这8个县（区）地形以丘陵和山区为主，农业人口均超过当地人口的半数。其中，西昌市冕宁县地域面积最大，德阳市罗江县最小；资阳市雁江区人口总数和农业人口数最多，德阳市罗江县人口最少，而乐山市五通桥区的农业人口数量最少；泸州市江阳区的经济水平最高，广元市苍溪县的农民人均纯收入最低。

8县（区）土地面积、人口、经济基本情况详见表1-1。

表1-1　8县（区）土地面积、人口、经济基本情况

	面积（平方公里）	人口（人）			2010年农民人均纯收入（元）
		总数	农业人口数	农业人口占比	
广元市苍溪县	2 330	790 869	669 178	85%	4 320
德阳市罗江县	448	247 555	201 409	81%	5 879
西昌市冕宁县	4 422	370 829	337 768	91%	5 208
资阳市雁江区	1 633	1 089 424	861 802	79%	5 764
乐山市五通桥区	474	318 167	185 445	58%	5 968
广安市邻水县	1 919	1 023 903	860 628	84%	5 321
泸州市江阳区	649	639 033	369 318	57%	6 569
眉山市洪雅县	1 948	348 000	298 208	85%	5 610
合计	13 824	4 827 780	3 783 756	78%	—

（数据来源：各地新农合办公室提供。）

第二章　总体发展概况

第一节　筹资与参合

到目前为止，四川省 175 个县（区、市）已全部启动了新农合。根据对 2011 年全省新农合运行情况的统计，四川省新农合参合人口数达到了 6 263.07 万人，全省平均参合率为 97.88%；2011 年全省人均筹资额为 234.35 元，当年共筹集资金 194.35 亿元（含上年结转）。若不考虑往年结转资金，则当年筹集资金总额为 146.77 亿元，财政资金占当年筹资总额的 86% 左右，个人筹资占筹资总额的 13.51%。在新农合基金使用方面，2011 年统筹基金的使用率为 90.29%（表 2 - 1）。

表 2 - 1　2010 年和 2011 年四川人均筹资额、参合情况、统筹基金使用率对比

年份	人均筹资额（元）	参合人数（万人）	参合率（%）	本年度统筹基金使用率（%）
2010 年	149.04	6 285.09	95.02	80.46
2011 年	234.35	6 263.07	97.88	90.29

从运行情况看，2011 年四川省参合农民的住院人次数达到 6 550 338 人次，较 2010 年增加了 492 783 人次（8.14%）；参合人员的住院率为 10.46%，平均住院费用为 2 896.01 元，较上年增加了 19.29%；有 99.77% 的住院农民获得了新农合的补偿，实际补偿比为 51.63%；有 53.89% 的人在乡级医疗机构就医，29.49% 的人在县级医疗机构就医，而 16.62% 的人在县外就医（图 2 - 1）。

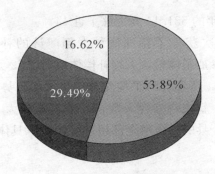

图 2－1　2011 年住院人群的就医分布情况

　　如表 2－2 所示，2011 年新农合的补偿水平较 2010 年有明显上升。医院级别越低，新农合对住院费用的补偿力度越大。在乡一级医疗机构，患者的自付比例已经低于 30％；而在县外医院（比如市级或省级医院），实际补偿比不足 40％，通常情况下，疾病越严重，就医的医院级别越高。这就意味着农民如果患有严重疾病，在没有医疗救助或其他保险的情况下，仍然需要承受较重的经济负担。

表 2－2　2010 年和 2011 年全省住院费用和实际补偿比对比

年份	所有医疗机构		县外医疗机构		县级医疗机构		乡级医疗机构	
	次均住院费用（元）	实际补偿比（%）	次均住院费用（元）	实际补偿比（%）	次均住院费用（元）	实际补偿比（%）	次均住院费用（元）	实际补偿比（%）
2010 年	2 429.50	42.55	6 925.90	27.83	2 972.64	46.92	1 038.22	61.80
2011 年	2 896.01	51.63	7 571.59	38.41	3 373.41	56.25	1 192.52	70.38

　　2011 年，分别有 6 718.14 万人次和 1 015 万人次以门诊统筹形式或从家庭账户中享受到了门诊补偿；同 2010 年相比，2011 年门诊统筹补偿人次增加了近 2 倍，家庭账户补偿的人次进一步减少；乡、村两级次均门诊费用明显下降，次均补偿费用显著增加，实际补偿比大幅度提高（表 2－3）。

表 2－3　2010 年和 2011 年全省门诊补偿比较

年份	次均门诊费用（元）		次均门诊补偿费用（元）		实际补偿比（%）	
	乡级	村级	乡级	村级	乡级	村级
2010 年	59.33	52.89	23.05	18.12	38.85	34.26
2011 年	51.04	45.11	30.03	23.67	58.82	52.47

　　在住院分娩定额补助方面，有 21.36 万人获得了新农合的定额补助，平均

补助金额为 603.68 元，较 2010 年的 531.14 元上涨了近 14%。

全省 2011 年有 33.89 万人次获得了特殊病种大额门诊的补偿，另有 21.74 万人次在新农合的资助下参加了体检，人均补偿体检费用 22 元左右。

从这 8 个县（区）的情况看，新农合的平均参合率呈递增趋势：2010 年为 94.05%，2011 年为 97.50%。新农合参合人数合计，2010 年为 360.54 万人，2011 年为 350.87 万人。每个县的参合率全部超过了 95%。具体如表2-4所示。

表 2-4 8县 2010 年和 2011 年参合人数和参合率

年份	项目	江阳区	冕宁县	雁江区	罗江县	邻水县	苍溪县	五通桥区	洪雅县	合计
2010年	参合人数（人）	362 133	286 101	846 392	189 494	867 098	593 078	175 790	285 316	3 605 402
	参合率	98.80%	89.19%	97.43%	93.76%	98.71%	87.75%	91.11%	95.68%	94.05%
2011年	参合人数（人）	351 970	296 584	808 329	179 357	856 380	565 542	174 670	275 846	3 508 678
	参合率	97.40%	96.83%	98.80%	95.13%	99.50%	96.50%	96.53%	99.30%	97.50%

第二节　管理机构设置

从调查情况看，这8个县（区）根据国家对新农合管理的要求，全部成立了专门的新农合管理机构，但新农合管理机构的归属、人员构成不完全相同。罗江县等6县（区）的新农合中心属于卫生局下设的职能部门，而苍溪县和五通桥区已经将新农合与城镇居民医疗保险合并，新农合管理机构在行政上隶属人力资源和社会保障局。

苍溪县新型农村合作医疗管理中心（简称"合管中心"）属于其他事业单位，中心共有10名工作人员，其中县级在编新农合管理人员数为9人。合管中心下设办公室、稽查办、宣传、筹资、基金财务等机构。

罗江县新型农村合作医疗管理中心为县卫生局下设的一个科室，中心在岗管理人员共4人，均有编制，其中1人负责审核工作。

冕宁县新型农村合作医疗管理中心是属于冕宁县卫生局的下属事业单位，由卫生局统一管理。中心共有6名工作人员，其中县级在编新农合管理人员5人。按工作性质分为综合科和业务科，因工作量大、人员有限，工作大多时候存在交叉情况。

雁江区成立了新型农村合作医疗管理中心，合管中心是卫生局下属的一个事业单位，属于其他事业单位编制。合管中心编制人员11人，在岗人员10人。设主任1人，副主任1人。下设一个行政办公室和业务办公室。

乐山市五通桥区新农合于2006年下半年筹划，2007年1月1日正式启动。2010年，五通桥区新型农村合作医疗保险与城市居民医疗保险合并为五通桥区城乡居民医疗保险。管理中心下设征集股、计财股、医管股、稽核股、办公室5个部门。

洪雅县于2006年启动新农合，正式运行是2007年1月。洪雅县新型农村合作医疗管理中心隶属于县卫生局，属于县卫生局下属科室之一，卫生局局长兼任新农合管理中心主任，卫生局副局长兼任新农合管理中心副主任。新农合管理中心下设财务股、信息股、监管股、办公室。

泸州市江阳区新型农村合作医疗管理中心为县卫生局下设的一个科室，中心在岗管理人员共8人，均有编制。

邻水县新型农村合作医疗管理中心是卫生局下属的一个事业单位，属于其他事业单位编制。

第三节 管理人员情况

1. 县级管理人员编制得到有效解决，人员素质有所提高

从这8个县（区）的现有管理人员情况看，新农合管理人员的编制问题已全部得到解决。管理人员的素质同过去相比有了很大提高，大多数人具有大专及以上学历。从专业背景来看，每个县（区）的合管办都有一定数量医学背景和财务、会计背景的工作人员，这对监督医疗行为、规范基金的管理和使用是有必要的。

2. 一些相关专业背景人员需要增加

在这8个县（区）中，有4个县（区）的管理人员有卫生管理或医疗保险的背景。随着四川省新农合网络平台的建设，对网络维护、管理的要求日渐增多。但从调查情况看，除五通桥区、雁江区和洪雅县有计算机专业背景的工作人员，其他县（区）尚无该背景的工作人员。

3. 高级职称人员太少，不利于管理队伍的素质提升和稳定

从工作人员的职称构成状况看，这8个县（区）中拥有高级职称的人员仅3名，有初级职称的人员32名，有中级职称的人员27名。在调查中，管理人员普遍反映职称评定存在困难，无法走专业技术职称，而管理岗位职称数量非常有限。由于职称的高低直接与收入挂钩，这在某种程度上影响了合管办工作人员队伍的稳定和素质的提升。

4. 年龄结构较为合理

从年龄构成来看，管理人员的年龄集中在25～59岁。其中，25～34岁有29人，35～44岁有26人，45～54岁有18人，55～59岁有1人。总体看来年龄结构较为合理，工作人员以年龄适中、具有一定工作经验的人员为主。

8县（区）新农合管理机构工作人员基本情况详见表2-5。

5. 开展了有针对性的培训，但培训次数参差不齐

本次调研中，我们对这8个县（区）在2011年开展的新农合培训和参加的相关培训做了调查（表2-6）。8个县（区）均安排管理人员参加了与新农合相关的各项培训，但培训项目和参加的人次数不一致，其中雁江区全年参加各类培训达11次。另外，各县（区）也组织了当地的医疗机构人员、乡合管人员、村医等人群参加新农合的培训。其中，江阳区全年共开展了7次培训，内容包括医疗机构的骗保、二次补偿、支付方式改革、筹资等方面。

表 2-5 8县（区）新农合管理机构工作人员基本情况

（单位：人）

	五通桥区	雁江区	苍溪县	冕宁县	洪雅县	罗江县	江阳区	邻水县
在岗工作人员数	16	11	10	7	7	4	8	15
在编工作人员数	16	11	9	6	7	4	8	8
在岗管理人员的文化程度								
大学本科	6	6	4	1	1	1	4	2
大专	10	5	6	5	6	2	3	4
高中/中专	0	0	0	1	0	1	1	2
在岗管理人员的专业背景								
医学及相关专业（临床、预防、药学）	8	4	2	4	2	1	5	10
卫生事业管理或医疗保险	1	—		1	1	1	—	—
财务、会计专业	3	1	2	1	1	1	2	3
计算机专业	3	1		—	1			1
其他	1	5	6	1	2	1	1	1
在岗管理人员的职称状况								
高级职称	1	0	0	0	1	0	0	1
中级职称	5	4	3	1	3	1	2	8
初级职称	7	7	3	5	0	2	3	5
其他	3	0	4	0	3	1	3	1
在岗管理人员的年龄构成								
25 岁以下	1	0	2	0	1	0	0	0
25~34 岁	8	6	1	1	3	2	4	4
35~44 岁	3	3	4	6	1	0	4	5
45~54 岁	4	2	3	0	2	1	0	6
55~59 岁	0	0	0	0	0	0	0	0
60 岁以上	0	0	0	0	0	0	0	0

表2-6　8县（区）参加、举办新农合相关培训次数和参与人数

	五通桥区	雁江区	苍溪县	冕宁县	洪雅县	罗江县	江阳区	邻水县
参加培训								
次数	3	11	4	3	1	4	6	4
人次数	6	30	7	24	3	23	15	6
举办培训								
次数	5	4	0	2	2	3	7	3
人次数	331	1 545	0	200	242	247	525	409

第四节　运行情况

1. 次均住院费用上涨幅度大，实际补偿比增加较快

住院统筹是新农合基金使用的最主要的一个方面。对比2010年的情况，8县（区）的次均住院费用均有不同程度的上涨，资阳市雁江区上涨幅度最小，上涨了约13.90%，邻水县上涨幅度最大，达到了28.62%，罗江县费用上涨28.14%，泸州市江阳区上涨了24.81%，广元苍溪县上涨了20.01%，其余各县（区）的涨幅在20%以内。

就实际补偿比而言，2011年各县（区）的实际补偿比都较2010年有所增加（表2-7）。其中，洪雅县的增幅最大，达到15.61%。

苍溪县各级医疗机构实际补偿比都是最高的；冕宁县的县、乡两级次均住院费用最低；邻水县是乡级次均住院费用最高的；罗江县的县级次均住院费用最高，这可能与当地经济水平有关。2011年8县（区）分级别医疗机构住院补偿情况详见表2-8。

2. 门诊统筹全面展开，家庭账户逐渐减少，门诊补偿政策对医疗机构行为产生影响，门诊补偿方案较为复杂

8县（区）在2011年都全部开展了门诊统筹的补偿方式，雁江区、苍溪县、五通桥区、邻水县、洪雅县、江阳区、冕宁县于2010年1月1日启动了门诊统筹，罗江县于2010年4月1日启动门诊统筹，江阳区、邻水县2011年已没有家庭账户报销。

表 2－7 8 县（区）2010 年和 2011 年住院补偿对比

	补偿人次		次均住院费用（元）		次均补偿费用（元）		实际补偿比（％）	
	2010 年	2011 年	2010 年	2011 年	2010 年	2011 年	2010 年	2011 年
广元市苍溪县	47 524	45 826	3 156.58	3 788.33	1 296.38	2 014.94	41.07	53.19
德阳市罗江县	17 878	17 717	2 461.11	3 153.55	897.15	1 396.71	36.45	44.29
西昌市冕宁县	34 563	38 689	1 781.82	2 075.08	853.48	1 152.04	47.90	55.52
资阳市雁江区	80 963	104 900	2 118.78	2 413.20	941.79	1 216.90	44.45	50.43
乐山市五通桥区	20 347	19 173	2 483.66	2 943.98	1 164.29	1 759.97	46.88	59.78
广安市邻水县	57 872	69 670	2 815.24	3 621.03	1 254.69	1 965.67	44.57	54.28
泸州市江阳区	38 552	41 627	2 165.21	2 702.39	790.20	1 068.24	36.50	39.53
眉山市洪雅县	31 226	28 024	2 259.32	2 649.80	933.28	1 508.15	41.31	56.92
合计	328 925	365 626	2 428.50	2 897.43	1 033.85	1 495.35	42.55	51.61

    同 2010 年相比，五通桥区、冕宁县、洪雅县、江阳区的次均门诊费用分别上升了 88.00％、42.34％、16.81％、9.46％，其余 4 县（区）则有不同程度的下降，雁江区和邻水县下降程度超过 50％（表 2－9）。除罗江县的次均补偿费用较上一年有轻微下降外，其余 7 县（区）的次均补偿费用则不同程度地有所增长；尽管次均门诊费用和次均补偿费用变化趋势不一致，但实际补偿比却全部较上一年有所增长，其中雁江区的实际补偿比已接近 100％！造成这种情况很有可能与当地新农合补偿政策有关。由于各县（区）在门诊统筹报销上设置了不同级别医疗单次就医封顶线，促使医疗机构在开处方时会考虑封顶线，从而降低了单次就诊的费用，使得补偿比大幅增加。2011 年乡、村两级门诊统筹补偿情况详见表 2－10。

    目前各县（区）的门诊统筹报销都不设起付线；部分县（区）设置报销比例；所有县（区）都设置了封顶线，包括单次封顶线、不同级别医疗机构封顶线和年度封顶线，使方案显得有些复杂。

表 2-8　2011 年 8 县（区）分级别医疗机构住院补偿情况

	次均住院费用（元）			次均补偿费用（元）			实际补偿比（%）		
	县外医疗机构	县级医疗机构	乡级医疗机构	县外医疗机构	县级医疗机构	乡级医疗机构	县外医疗机构	县级医疗机构	乡级医疗机构
广元市苍溪县	7 511.84	4 458.31	1 204.51	3 375.70	2 489.03	906.12	44.94	55.83	75.23
德阳市罗江县	9 569.54	3 970.44	920.64	3 800.46	1 661.96	587.45	39.71	41.86	63.81
西昌市冕宁县	6 403.52	2 142.06	592.61	2 987.75	1 279.92	435.09	46.66	59.75	73.42
资阳市雁江区	7 469.54	3 188.54	1 116.89	2 242.78	1 571.29	837.06	30.03	49.28	74.95
乐山市五通桥区	5 495.29	2 882.66	1 346.11	2 853.14	1 806.53	1 027.39	51.92	62.67	76.32
广安市邻水县	8 858.91	3 629.41	1 359.36	3 577.17	2 268.42	1 049.15	40.38	62.50	77.18
泸州市江阳区	6 884.29	2 364.14	888.84	1 940.31	1 351.78	637.99	28.18	57.18	71.78
眉山市洪雅县	8 292.81	2 936.01	1 024.63	3 468.38	1 844.54	764.84	41.82	62.82	74.65

表 2-9　2010 年和 2011 年门诊统筹补偿情况对比

	补偿人次		次均门诊费用(元)		次均补偿费用(元)		实际补偿比（%）	
	2010 年	2011 年	2010 年	2011 年	2010 年	2011 年	2010 年	2011 年
广元市苍溪县	221 936	61 600	96.51	75.82	24.02	29.56	24.89	38.98
德阳市罗江县	195 140	91 150	24.08	18.87	10.27	9.95	42.63	52.74
西昌市冕宁县	652	4 092	46.32	65.93	10.12	45.43	21.85	68.90
资阳市雁江区	896 994	244 190	45.00	20.29	13.20	18.63	29.34	91.83
乐山市五通桥区	55 234	15 898	22.91	43.07	6.55	19.06	28.58	44.24
广安市邻水县	896 266	310 083	101.47	47.01	27.73	28.52	27.33	60.67
泸州市江阳区	285 591	113 040	44.18	48.36	12.01	22.11	27.19	45.72
眉山市洪雅县	83 727	100 509	31.88	37.24	7.13	21.14	22.36	56.76

表 2-10　2011 年乡、村两级门诊统筹补偿情况

	补偿人次		次均门诊费用（元）		次均补偿费用（元）		实际补偿比（%）	
	乡级	村级	乡级	村级	乡级	村级	乡级	村级
广元市苍溪县	119 652	233 318	80.97	73.17	30.03	29.31	37.08	40.06
德阳市罗江县	163 638	245 479	18.84	18.90	10.93	9.30	58.01	49.23
西昌市冕宁县	24 584	0	65.93	—	45.43	—	68.90	—
资阳市雁江区	216 401	1 264 385	27.63	19.03	23.40	17.82	84.69	93.61
乐山市五通桥区	110 955	18 415	43.20	42.33	19.79	14.61	45.82	34.51
广安市邻水县	483 803	66 658	50.57	21.17	30.55	13.76	60.42	65.00
泸州市江阳区	77 644	444 319	29.18	51.71	14.68	23.41	50.32	45.26
眉山市洪雅县	250 487	112 283	34.97	42.31	19.74	24.24	56.46	57.30

3. 住院分娩专项项目加大对孕产妇的支持力度，但住院分娩定额补偿水平偏低

2011 年，乐山地区没有单独设立住院分娩补助，其余 7 个县（区）共有 11 454 人次住院分娩，补偿了 404.21 万元，人均补偿金额 352.90 元，实际补偿比为 21.62%。同 2010 年相比，次均费用从 1 387.35 元增加到了 1 632.54 元，次均补偿费用增加了 4.9 元，实际补偿比下降了 3.46%。住院人次无明显变化。

2011 年罗江县的实际补偿比最高，为 27.45%，江阳、雁江两地的实际补偿比也超过了 20%，其余 4 县（区）的实际补偿比都低于 20%；同住院统筹

相比，住院分娩的补偿比偏低。苍溪、冕宁、邻水 3 县的住院分娩补偿比下降，尤其是冕宁住院分娩的实际补偿比下降了 20%。根据凉山州的规定，农村孕产妇在定点医疗机构分娩后，可以按每胎次 500 元标准享受项目补助，然后新农合再对剩余费用进行补偿。这是导致新农合住院分娩补偿比下降的根本原因。2010 年和 2011 年住院分娩补偿情况详见表 2－11。

表 2－11 　2010 年和 2011 年住院分娩补偿情况

	补偿人次		总费用（万元）		补偿费用（万元）		人均补偿金额（元）		实际补偿比（%）	
	2010	2011	2010	2011	2010	2011	2010	2011	2010	2011
广元市苍溪县	2464	1416	339.47	256.47	73.78	42.51	299.43	300.21	21.73	18.11
德阳市罗江县	1021	1037	244.64	284.64	20.42	30.60	200	295.08	8.35	27.45
西昌市冕宁县	1131	589	137.41	84.62	66.05	26.32	584	446.86	48.08	14.37
资阳市雁江区	511	1125	87.44	227.38	10.22	39.38	200	350.04	11.69	20.21
广安市邻水县	4483	5348	449.46	652.19	177.61	213.09	396.19	398.45	39.52	12.20
泸州市江阳区	1131	1351	190.25	274.38	33.34	40.52	294.78	299.93	17.52	20.31
眉山市洪雅县	776	588	149.26	90.23	19.36	11.79	249.46	200.51	12.97	15.35
合计	11517	11454	1597.92	1869.91	400.78	404.21	348	352.9	25.08	21.62

4. 特殊病种大额门诊补偿总体较高，但覆盖人群很少

大额门诊受病种规定的限制，覆盖面很窄，能够享受到该类补偿的农民很少。2011 年度，除苍溪县和五通桥区外，其余各县（区）的大额门诊补偿比都超过了 50%；苍溪县大额门诊补偿人次远高于其他县（区），但实际补偿比很低，不到 20%，该县对大额门诊设置了 200 元的起付线、30%的报销比例和 1 000 元的封顶线，补偿方案过于谨慎，对大病的补偿力度不够；罗江、雁江、邻水、江阳的实际大病门诊补偿比高于住院补偿比，显示出大病门诊的补偿趋于合理，对分担老百姓疾病负担发挥了一定作用；冕宁县、洪雅县的特殊大病门诊补偿比与住院补偿比接近，都超过了 50%；五通桥区的大额门诊补偿比则比住院补偿比低了近 17%。2010 年和 2011 年特殊大病补偿情况详见表 2－12。

表 2 - 12　2010 年和 2011 年特殊大病补偿情况

	补偿人次		总费用（万元）		补偿费用（万元）		人均补偿金额（元）		实际补偿比（%）	
	2010	2011	2010	2011	2010	2011	2010	2011	2010	2011
广元市苍溪县	1 171	3 539	532.06	1 553.97	85.01	285.96	725.96	808.12	15.98	18.40
德阳市罗江县	47	165	62.46	644.58	25.25	372.21	5 372.34	22 558.18	40.43	57.74
西昌市冕宁县	729	1 074	24.79	43.53	9.10	23.24	124.83	216.39	36.71	53.39
资阳市雁江区	753	977	44.93	90.24	17.17	50.38	228.02	515.66	38.22	55.83
乐山市五通桥区	212	321	12.28	22.85	5.07	9.79	239.15	304.98	41.29	42.84
广安市邻水县	0	356	0	195.24	0	124.13	0	3 486.80	0	63.58
泸州市江阳区	393	647	63.72	108.31	22.86	55.62	581.70	859.66	35.88	51.35
眉山市洪雅县	532	798	73.58	142.37	30.99	76.02	582.55	952.63	42.12	53.40
合计	3 837	7 877	813.82	2 801.09	195.45	997.35	509.38	1 266.15	24.02	35.61

第五节　基金筹集和使用情况

8 县（区）的新农合基金收支结余合计情况：新农合基金收入合计，2010 年为 50 731.05 万元，2011 年 1 月至 10 月为 78 855.83 万元。新农合基金支出合计，2010 年为 44 895.10 万元，2011 年 1 月至 10 月为 39 007.04 万元。累计基金结余合计，2010 年 12 月 31 日为 23 979.19 万元，2011 年 10 月 31 日为 63 827.99 万元。具体如表 2 - 13 所示。

1. 筹资标准不断增加，中央、省级资金占绝对比例

2011 年 8 县（区）新农合基金的筹集最低标准为 230 元/人，其中，中央财政补助 124 元/人，其余各级财政共补助 76 元/人，个人缴费最低为 30 元/人。从筹资比例来看，中央资金占了 53.91%，省级资金约占 1/3，州、市、县级资金占比较小。县级筹资对当地财政的影响极为轻微，比如苍溪县 2010 年县级财政交纳新农合资金仅占该县财政支出的 0.56%，罗江县为 0.24%，冕宁县为 0.64%。

表 2-13 2010 年份及 2011 年 1~10 月新型农村合作医疗基金收支结余合计情况

(单位：元)

	2010 年合计	2011 年合计
基金收入		
个人筹资	72 584 885.00	105 494 800.00
农民个人自付	68 685 415.00	98 515 030.00
医疗救助金缴纳	3 220 240.00	5 875 770.00
独生子女父母参合补助收入	679 230.00	1 104 000.00
各级财政到位资金	432 743 772.70	680 705 637.00
中央财政拨款	216 330 000.00	435 070 000.00
省级财政拨款	131 584 500.00	154 710 000.00
市级（州级）财政拨款	13 658 100.00	17 699 300.00
区级（县级）财政拨款	71 171 172.70	73 226 337.00
利息收入	1 980 231.56	2 340 555.19
其他收入	1 630.92	17 338.55
基金收入合计	507 310 520.18	788 558 330.74
基金支出		
统筹基金支出	411 312 188.35	381 476 952.83
住院统筹支出	285 918 543.72	268 827 302.26
门诊统筹支出	34 639 507.53	22 888 653.57
特殊门诊支出	50 667.00	94 672.00
其他支出	2 653 202.00	337 500.00
家庭账户基金支出	37 638 824.45	8 593 431.68
基金支出合计	448 951 012.80	390 070 384.51
累计基金结余合计		
一般统筹基金累计结余	155 002 977.53	515 369 352.04
风险基金累计结余	38 585 000.00	66 120 200.00
门诊统筹基金结余	16 770 032.20	35 949 835.60
统筹基金累计结余	210 358 009.73	617 439 387.64
统筹基金累计结余占当年筹资的比例		
家庭账户基金累计结余	29 433 895.38	20 840 463.70
累计基金结余	239 791 905.11	638 279 851.34

2. 个人缴费设置多种选择，满足不同医疗保险需求

一些县在个人缴费上设置了更多的选择。五通桥区设置了两档缴费标准，

个人可以选择交纳 30 元/人和 180 元/人。苍溪县设置了 30、60、150 元/人三档缴费标准。这种办法值得各地借鉴，在保证基本的缴费标准的同时，设置不同的档次满足不同人群的风险需求。

3. 基金结余量大

与中国东部地区或发达地区基金面临严重超支风险不同，四川省新农合的基金结余量很大。从 8 县（区）的情况看，2011 年累计基金结余和统筹基金结余已超过 6 亿元，而 2011 年前 10 个月筹集的资金也才 7.8 亿元。基金结余过大可能的原因如下：

（1）筹资额增长快。2011 年基金结余量大一个重要的原因是当年 5 月筹资标准上调，各县仍沿用年初制定的补偿政策，致使 2011 年的基金沉积比较多。不仅如此，近几年筹资标准都在上涨，2006 年人均筹资额仅 45 元，2011 年已上涨至 230 元，2012 年这一标准还将上涨至 290 元/人，筹资额增加速度太快。

全省 2011 年前 3 季度的次均住院补偿费用为 2 831.04 元，8 县（区）次均住院费用为 2 859.45 元，北京地区 2011 年上半年次均住院费用为 10 296.07 元，8 县（区）次均费用不足北京地区的 30%，但筹资标准是北京地区的 44%，在资金使用方面有更大的空间。

（2）其他专项项目的开展。四川地处西部地区，得到国家较多的卫生项目支持。以住院分娩为例，参合农民不仅可以享受到新农合补偿，而且可以获得专项项目的补偿。在补偿顺序上，是专项项目先补，然后新农合再补偿，所以新农合资金的使用率有所降低。

第六节　基本卫生服务能力

卫生服务能力对新农合基金的使用有着直接的影响。一般来说，卫生服务能力越强，当地的卫生服务利用率会越高，刺激对医疗保险资金的利用。

8 县（区）共有医疗机构 3 098 个，编制床位数 11 219 张；苍溪县医疗机构个数最多；罗江县病床使用率最高，五通桥区最低；五通桥区拥有每千人口卫技人员数、每千人口执业（助理）医师数、每千人口注册护士数（人）最多，江阳区最低。根据《2010 中国卫生统计年鉴》，全国县级每千人口卫技人员数、每千人口执业（助理）医师数、每千人口注册护士数（人）分别为 2.46、1.10、0.65，江阳、冕宁、邻水的三项标准均低于全国水平。8 县（区）基本卫生服务能力详见表 2 - 14。

表 2－14　8 县（区）基本卫生服务能力

	五通桥区	江阳区	苍溪县	罗江县	冕宁县	洪雅县	雁江区	邻水县
医疗机构（个）	278	330	887	184	416	234	239	530
县（区）级医疗机构	4	无	5	3	4	5	16	10
乡镇卫生院	12	18	68	10	28	15	31	45
村卫生室	182	312	657	98	365	197	979	475
编制床位数（张）	1 532	603	1 924	436	830	739	3 246	1 909
县（区）级医疗机构	580	—	900	265	574	426	400	1 129
乡镇卫生院（含社区卫生服务中心）	510	603	1 024	171	256	259	943	780
实际开放床位数（张）	1 659	645	2 020	632	830	1 024	—	1 897
县（区）级医疗机构	600		689	350	574	620		700
乡镇卫生院（含社区卫生服务中心）	522	645	1 193	282	256	350	—	1 197
出院患者平均住院日（天）	7	4	3.02	8.53	6.56	7.28	8.19	6
病床使用率（%）	75	76	90.94	108.51	87.86	72.6	89.44	81.5
卫生技术人员（人）	1 537	437	2 057	1 059	630	960	3 300	1 816
每千人口卫技人员数（人）	4.83	0.68	2.60	4.28	1.70	2.76	3.03	1.77
执业（助理）医师（人）	634	205	1 063	382	358	403	1 350	698
执业医师	441	131	821	303	264	321	1 159	525
每千人口执业（助理）医师数（人）	1.99	0.32	1.34	1.54	0.97	1.16	1.24	0.68
注册护士数（人）	426	110	517	173	159	308	1 079	474
每千人口注册护士数（人）	1.34	0.17	0.65	0.70	0.43	0.89	0.99	0.46

第七节　医疗机构服务能力对新农合患者就诊的影响

通常，当地医疗机构提供服务的能力对患者就诊分流有着重要的意义。随着当地服务能力的提高，患者向外分流的比例就会降低。另外，一般情况下，当地的县（区）人民医院代表着当地最高的医疗水平，其水平的高低对控制患者外转有重要的影响。

1. 市、县级医院服务能力尚可

本次调研中我们收集了乐山市五通桥区人民医院、资阳市第一人民医院、苍溪县人民医院、冕宁县人民医院、罗江县人民医院、泸州市人民医院、洪雅县人民医院的信息。医疗机构级别最高的是雁江区的资阳市第一人民医院，三级乙等；其余人民医院大多数为二级甲等。

从门诊科室的设置来看，资阳市第一人民医院、苍溪县人民医院、泸州市人民医院、罗江县人民医院和洪雅县人民医院设有急、内、外、妇、儿、五、中医、皮、理、肠道门诊、肝炎门诊和麻醉科 12 个科室，门类齐全。五通桥区人民医院没有肠道门诊和肝炎门诊，冕宁县人民医院没有皮肤科。总体看来，各地具有比较齐全的基本医疗服务能力。

从医院拥有的设备来看，7 家医院共有设备价值 2 155 万元以上。其中，50 万～99 万元设备 58 台，100 万元以上的设备有 35 台。其中资阳市第一人民医院拥有 12 台百万元以上的设备，泸州市人民医院 8 台，苍溪县人民医院 5 台，罗江县 3 台，洪雅县 2 台，冕宁县和五通桥区各 1 台。

7 家医院都各有 1 台 CT 机，资阳市第一人民医院、苍溪县人民医院、泸州市人民医院有 1 台 MRI，冕宁县有 1 台眼科手术显微镜和 1 台眼科 AB 超。

手术开展方面，7 家医院不能开展复杂心脏手术、器官移植手术和脑部手术。

2. 乡级医疗机构服务能力参差不齐

我们抽取了五通桥区的金山镇、石麟镇、辉山镇，苍溪县的白桥镇、马桑镇、东青镇，冕宁县的巨龙镇、彝海乡，罗江县的白马关镇、金山镇、略坪镇和洪雅县的花溪镇、瓦屋山镇、中保镇共 14 个乡卫生院的情况。

冕宁县彝海乡卫生院只有 6 名工作人员，除心电图检测外，B 超检查、实验室检验（三大常规、生化检查、细菌检查）、X 线检查（造影、X 线摄影、透视）均不能开展。白马关镇乡卫生院有 16 名工作人员，可以开展三大常规和生化检验。

五通桥区金山镇乡卫生院有员工 76 人，实际开放床位数 80 张，拥有万元以上设备 46 台，能够开展心电图检测、B 超检查、实验室检验、X 线检查（不含透视）等检查。该卫生院是 14 个卫生院中服务能力最强的一个。

3. 乡级卫生院承担大部分住院患者，县级医院分流患者不到 1/3，患者外流比例高于西部平均水平

8县（区）新农合住院分流情况详见表 2-15。

表 2-15　2011 年 8 县（区）新农合住院分流情况

	合计		县外医疗机构		县级医疗机构		乡级医疗机构	
	人次	比例	人次	比例	人次	比例	人次	比例
广元市苍溪县	47 524	100%	11 338	24.74%	14 412	31.45%	20 076	43.81%
德阳市罗江县	17 878	100%	2 416	13.64%	6 120	34.54%	9 181	51.82%
西昌市冕宁县	34 563	100%	5 741	14.84%	15 486	40.03%	17 462	45.13%
资阳市雁江区	80 963	100%	9 872	9.41%	35 368	33.72%	59 660	56.87%
乐山市五通桥区	20 347	100%	5 352	27.91%	5 486	28.61%	8 335	43.47%
广安市邻水县	57 872	100%	13 852	19.88%	23 650	33.95%	32 168	46.17%
泸州市江阳区	38 552	100%	11 646	27.98%	3 843	9.23%	26 138	62.79%
眉山市洪雅县	31 226	100%	3 492	12.46%	10 549	37.64%	13 983	49.90%
合计	365 626	100%	63 709	17.42%	114 914	31.43%	187 003	51.15%

2011 年 8 县（区）的县外住院比例为 17.42%，较 2010 年略有下降。泸州市江阳区县外住院比例最高，达到 27.98%，苍溪县和五通桥区的县外住院比例也超过了 20%。江阳区位于所在市的市中心，没有县（区）人民医院；五通桥区到乐山市的交通十分便利，这是造成这些地区县外住院比例高的原因之一。另外，这两个地区的人均收入较高，居民有更高的卫生费用支付能力，也会更倾向于高级别医院。苍溪县经济水平相对落后，市级三级医院路程较远，县人民医院、中医院服务能力不弱，但县外就医率超过 20%，管理机构需要调查原因。同 2010 年相比，雁江区 2011 年在县外医院住院的患者比例大幅下降，从 21.91% 下降到 9.41%。

第八节　信息化建设

新农合的信息化建设正在逐步完善，大部分地区县（区）、乡两级基本实现新农合信息化管理，农民可以实现出院当日结算费用。

从 8 县（区）信息化建设的情况看，大部分县、乡两级定点医疗机构已纳入新农合信息平台，基本实现了农民出院当日结算费用。8 县（区）中罗江县

和江阳区的村卫生室实现了信息化联网，可以将村级门诊数据上传至新农合管理系统。冕宁县 36 个乡卫生院中有 14 个还没有通网络，无法实现信息化管理。

信息化建设的进一步开展面临着一些问题。首先，服务器需要升级，一些县（区）反映当初省里统一配置的服务器越来越难以满足日益增长的数据支持功能的需求，为了提高信息处理的速度和功能，服务器需要更新，以支持日后村卫生室实现实时结报；其次，村卫生室工作人员需要得到大量培训以适应即时结报系统的应用。村级门诊统筹实现网络即时结报势在必行，如果村医不能掌握电脑操作和网络操作的技术，则势必影响网络的推行。

另外在一些地区，农村停电时常发生，这也是在村上推行数据平台面临的障碍之一。

第三章 经验交流、相关问题和政策建议

第一节 经验交流

总体看来，四川省新农合运行已进入平稳期，参合率保持在95%以上，信息化平台运行良好，乡卫生院数据可以同时上传至省级平台；住院实际补偿比与全国平均水平持平，门诊统筹已全面铺开。各地的一些经验是值得参考的：

1. 通过无线网络提高村卫生室计算机联网率

罗江县给每个村卫生室配置笔记本电脑，在光纤网络不能到达的地区，通过无线网络实现数据传输，已实现了100%的联网率。村医如果不能使用电脑，村卫生站就不能作为定点。促使村医学习使用电脑，提高信息化程度，这是值得其他各地借鉴的经验。

2. 利用其他机构网络，方便老百姓报账

苍溪县利用邮政储蓄银行在农村网点多的特点，要求每户农民办理邮政储蓄卡，报销资金打入农民账户。这对在外地打工、不能当场结算的农民而言，方便了很多。

3. 通过与其他部门合作，增强住院监督力度，尽可能杜绝骗保

苍溪县各乡镇政府的社保所工作人员每日到乡卫生院清点住院人数、核对住院患者的信息，并且要在医院报送合管中心的费用申请单上签字，否则合管中心不予报销。这在很大程度上避免了挂床住院、骗取新农合资金的情况。

雁江区采取和就业局合作的模式，建立巡视员制度。招聘下岗职工为新农合巡视员，每个巡视员负责几家定点医疗机构，检查医院是否按照合同规定为参合农民提供服务。同时检查参合农民的就医行为是否符合规定。

4. 实现真正意义上的直补

目前很多地区虽然可以实现当天出院结报，但并不是真正意义上的直补。农民首先需要付清所有的费用，然后才报销，还没有实现一个窗口结算；五通

桥区和江阳区农民就医时只需支付自付部分，不需先垫付资金，更大程度地方便了农民，同时更有利于控制医疗机构行为。

5. 设置了乡级农合站，纳入政府编制

江阳区设置了乡级农合站（主要是医学专业人员，以前的老医生居多，人员编制属于乡政府编制，工资由乡政府发放），业务上接受县新农合指导。虽然不是真正意义上的垂直派出管理，但是在乡级层面，农合站的人员归属乡政府，对乡镇卫生院比较好管理。可以说，在乡镇层面一定程度上实现管办分开，各个乡镇的日常费用审核也是由乡合管站人员负责，日常数据报表的上报比较规范。县级和县外的住院费用审核由县新农合办做。分工明确，规范有序。

6. 与医院谈判定价，体现参合农民利益

江阳区区内没有区级人民医院，为了让江阳区的参合农民能与其他县农民享受同等的医疗服务，合管办将泸州市人民医院定点为江阳区县级医疗机构，通过与泸州市人民医院谈判，对江阳区参合农民住院价格实行 9.5 折，使参合农民直接受益。

第二节　相关问题和政策建议

通过对 2011 年四川省新农合运行情况的分析，总体看来，四川省新农合的发展情况较好，参合率超过 95％，农民的受益面和医疗费用的补偿程度逐年增加，信息化建设初具规模，农村卫生的服务能力和规范化建设有一定程度改善。但是，新农合的运行和发展仍然面临一些问题。

一、医疗费用上涨过快

2011 年，全省新农合平均住院费用较上年增长了 19.31％，8 县（区）的次均住院费用增长率最低为 13.90％，最高超过 28％！2011 年 8 县（区）各级医疗机构医疗费用增长情况详见表 3－1。而其他省份，比如北京地区 2011 年上半年较 2010 年次均住院费用上涨了 7.25％。如何控制费用的过快增长是四川省新农合下一年应密切关注的问题。值得注意的是，费用增长包括合理费用的增长和不合理费用的增长。新农合管理部门应该区分二者的区别，制定出合理的控制费用措施。

针对费用上涨的问题，我们提出如下建议：

表 3－1　2011 年 8 县（区）各级医疗机构医疗费用增长情况

	县外医疗机构	县级医疗机构	乡级医疗机构	合计
广元市苍溪县	9.09％	24.99％	－13.85％	20.01％
德阳市罗江县	7.57％	24.95％	1.11％	28.14％
西昌市冕宁县	9.85％	12.80％	2.92％	16.46％
资阳市雁江区	65.96％	33.25％	19.09％	13.90％
乐山市五通桥区	15.02％	10.88％	3.03％	18.53％
广安市邻水县	－5.29％	20.92％	23.96％	28.62％
泸州市江阳区	8.80％	30.60％	13.92％	24.81％
眉山市洪雅县	10.51％	3.18％	－5.86％	17.28％

1. 合理建立"分级医疗机构次均住院费用增长率指标"，并结合当地人均收入考核医疗机构

　　目前每个县都建立了次均住院费用增长控制考核指标，但是大多数县考核次均住院费用的方式是将当年次均费用同上一年的费用相比较，测算上一年度增长率或者增加额。从表面上看，这个考核方法限制了医疗机构的费用上涨，但是它忽略了中国经济整体的变化，没有恰当地反映出整体经济活动的变化对卫生行业的影响。从图 3－1 中，我们可以看到从 1979 年到 2009 年，中国卫生总费用的变化与 CPI 变化的趋势非常接近，说明卫生费用的变化趋势与国民整体消费水平的变化是一致的。如果忽略一个地区的经济因素，仅仅单纯用限制费用增长的方式来考核次均住院费用欠缺科学性。

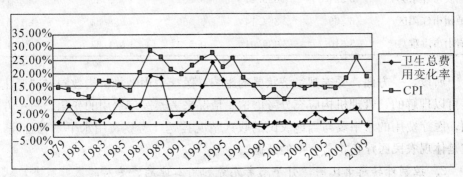

图 3－1　1979—2009 年中国卫生总费用和 CPI 变化趋势
（数据来源：国家统计局官方网站公布数据）

可以考虑设定当地前五年或至少前三年的次均住院费用增长率的平均值作为下一年度考核医疗费用上涨情况的指标，既可以监测到医院连续的费用控制状况，又适当地允许医疗机构费用的合理性变化，正确引导医疗机构的行为。

同时还要结合当地人均收入水平，考核医疗费用水平。比如，我们使用了次均住院费用调整比指标，即次均住院费用与人均收入之间的比值。结果发现，江阳区和冕宁县分别是县级调整比和乡级调整比最低的两个县，江阳区县级住院费用是当地人均收入的 36％左右，冕宁县的乡级次均住院费用是当地人均收入的 11.4％；而苍溪县的两项指标都是最高的，县级次均住院费用已高于当地人均收入，乡级次均住院费用达到当地人均收入的 27.9％。可以认为，苍溪县的住院费用总体都偏高，需要对卫生费用的水平作全面控制。8 县（区）的县、乡两级住院费用及调整比详见表 3 - 2。

表 3 - 2　8 县（区）县、乡两级住院费用及调整比

	人均纯收入（元）	县级医疗机构		乡级医疗机构	
		次均住院费用（元）	调整比	次均住院费用（元）	调整比
广元市苍溪县	4 320	4 458.31	1.032	1 204.51	0.279
德阳市罗江县	5 879	3 970.44	0.675	920.64	0.157
西昌市冕宁县	5 208	2 142.06	0.411	592.61	0.114
资阳市雁江区	5 764	3 188.54	0.553	1 116.89	0.194
乐山市五通桥区	5 968	2 882.66	0.483	1 346.11	0.226
广安市邻水县	5 321	3 629.41	0.682	1 359.36	0.255
泸州市江阳区	6 569	2 364.14	0.360	888.84	0.135
眉山市洪雅县	5 610	2 936.01	0.523	1 024.63	0.183

所以，一方面，受宏观经济状况的影响，医疗费用随物价指数同方向变化是可以理解的，管理机构应充分考虑这一情况来考察医疗费用的变化；另一方面，医疗费用的水平要与当地农民的收入情况挂钩，考察费用水平是否合理，这是体现农民医疗负担最直接的证据。

2. 控制外转患者比例，引导患者充分利用本地的、基层的医疗服务，从而降低整体医疗费用水平

对县内医院，新农合管理机构可以通过一系列考核措施来降低费用水平，而对县外医院通常监管的力度就会弱很多。因此，控制患者外转比例，充分运

用本地医疗资源,对降低整体医疗费用水平会产生明显效果。此次调查结果显示,苍溪县、五通桥区、江阳区的县外医疗机构的住院比例都超过了 24%,而在北京地区 2011 年到三级医院就诊的比例为 20.72%。

到县外就医有以下几种情况:一是患者到邻近地区的医院就诊,这些医疗机构的费用与当地同级别医院的水平相差不大,对医疗费用影响不大。二是到外地更高级别医院看病。从次均费用的统计看,8 县(区)的县外住院次均费用都远高于县内医疗机构,因此到高级别医院看病的可能性更大。此次调研,我们发现 8 县(区)当地医疗的服务能力并不差,大部分县级医院开设的科室门类齐全,所有的医院都拥有至少一台价值百万元以上的设备;调查还发现县内医院不能开展的手术主要为复杂心脏手术、脑部手术和器官移植手术等难度很大的手术;而为了提高本地治疗水平,一些医院开展了远程会诊,邀请相关专家提供诊断咨询;一些乡级医院也可以开展普通手术项目。可以认为县内医院的服务能力并不弱。

国家和各地对医疗机构服务的功能定位作了明确的规定,对比四川和北京两地,县级医疗机构的服务能力差别并不是太大(表 3-3、3-4)。北京市大兴区 2010 年流到县外医疗机构的患者比例仅为 7.23%,平谷区为 7.81%。考虑到交通便利程度等因素,四川省应该在患者外转率上控制得更好一些。当地新农合管理部门应对外转患者实行严格的审查制度,同时对县内医院新增加的服务项目在补偿政策上予以倾斜,继续在补偿方案的设定中保持或者加强对县内就医的补偿,促使患者尽量利用本地医疗资源,降低医疗费用。

表 3-3　2010 年北京市区级医院普外科手术服务项目开展情况

	顺义	延庆	朝阳	平谷	房山	门头沟
肝叶切除、门脉分流术	1	1	1	0	1	0
甲状腺大部切除术	1	1	1	1	1	1
阴道、膀胱、直肠瘘修补术	0	0	1	0	1	0
尿道癌根治术	0	0	0	0	0	0
结肠切除及吻合术	0	0	1	1	1	1
胰头癌根治术	0	1	0	1	0	0
异体肾移植术	0	0	0	0	0	0
肝大部切除术	0	0	0	1	0	0
胰腺切除术	0	0	0	1	0	0

(数据来源:北京市卫生局课题"北京市新农合市级统筹研究"。)

表 3-4　2010 年四川省县、市级医院普外科手术服务项目开展情况

	五通桥区医院	资阳市第一人民医院	苍溪县中医院	泸州市人民医院	冕宁县人民医院	罗江县人民医院	罗江县中医院	洪雅县人民医院
肝叶切除、门脉分流术	0	1	0	1	0	1	0	1
甲状腺大部切除术	1	1	1	1	0	0	1	1
阴道、膀胱、直肠瘘修补术	0	1	0	1	0	0	0	0
尿道癌根治术	0	1	0	1	1	0	0	0
结肠切除及吻合术	1	1	1	1	0	0	0	0
胰头癌根治术	0	1	0	1	0	0	0	0
异体肾移植术	0	0	0	1	0	0	0	0
肝大部切除术	0	1	0	1	0	0	0	1
胰腺切除术	0	0	0	1	0	0	0	0

3. 充分发挥新农合基金管理者的优势，引入价格谈判机制，降低医疗费用

在传统的医患关系中，由于医院或者医生掌握的医疗信息远比患者多，形成信息不对称的局面。患者只能被动地接受医院提供的服务和价格。新农合作为一种医疗保险制度，已逐渐成为医疗机构最重要的融资渠道之一，资金的规模足以对医疗机构的行为产生较大的影响。在美国，许多医疗保险组织就是运用这种能力与医院谈判，使购买了其医疗保险的人群在定点医院可以享受到价格优惠。在此次调研中，江阳区属于市中区，没有区级医院，患者只能在市级医院就医，江阳区通过与市医院谈判，使该区患者可以享受 9.5 折的价格优惠。这给市中区和其他靠近市区的地区提供了一种范式，即如何为本地老百姓争取更大的利益。

从表 3-5 中可以看到，新农合出院患者在大多数医院的出院患者总数中占比超过 1/3，最高的达到 85.02%；在泸州市人民医院和资阳市第一人民医院，虽然这两家医院属于市级医院，但是新农合的患者仍然超过了 1/4，可以认为，目前新农合已经成为医院最重要的筹资渠道之一，这就为新农合管理机构同医院，特别是高级别医院进行价格谈判提供了基础条件。新农合管理部门应充分发挥出基金管理者的优势，通过"团购"医疗服务，使参合农民享受到更便宜的医疗服务。

表 3 - 5　县（区）的医疗机构新农合出院患者比例

医院名称	医院级别	全年出院人次	新农合患者出院人次	新农合出院人次比
五通桥区人民医院	二级甲等	2 997	7 439	40.29%
资阳市第一人民医院	三级乙等	8 037	22 798	35.25%
苍溪县人民医院	二级甲等	7 100	13 000	54.62%
苍溪县中医院	二级乙等	2 671	4 500	59.36%
泸州市人民医院	二级甲等	5 009	18 812	26.63%
冕宁县人民医院	二级甲等	10 720	12 609	85.02%
罗江县人民医院	二级乙等	5 115	13 892	36.82%
罗江县中医院	二级甲等	1 687	2 410	70.00%
洪雅县人民医院	二级乙等	3 564	6 840	52.11%
洪雅县计划生育服务站	—	392	538	72.86%

4. 引入"第三方"，加强对医疗机构、患者的"道德风险"的监控，杜绝"挂床"、骗保等现象，达到控制不合理费用的目的

任何医疗保险制度，都面临着医疗机构和患者的"道德风险"。医疗机构或患者为了套取资金、扩大自己的利益，将风险转嫁给医疗保险基金，这种做法无疑损害了所有参保人的利益。

从现场调研情况看，苍溪县规定乡社保所的工作人员每天必须到乡卫生院核查住院人员的情况，并在出院登记材料上签字，否则合管办不予报销。雁江区聘用下岗人员作协管员，进行入户回访和每周的巡查工作。这些做法都不同程度地减少了"挂床"住院和伪造住院材料的情况。其他地区也有类似的做法。

从新农合管理现有的人力资源配置状况看，五通桥区新农合管理部门的人员数最高为 16 人，罗江县新农合管理人员数仅有 4 人，管理人员的主要工作是费用审查和基金监管，缺乏足够的人力对医疗机构的"道德风险"进行监管。泸州市江阳区设立了乡级新农合管理人员，并纳入了政府编制，从长远来看，这是很好的解决基层医疗保险监管问题的一条途径，但是在短期内不是多数地方能够采纳的方式。

一种可行的办法是引入"第三方"管理，与商业保险公司合作，由保险公司专门的调查人员或驻院代表来负责调查"挂床"等欺诈现象。这样做的好处

是可以利用保险公司在管理"道德风险"方面丰富的经验和人力资源。保险公司由于业务的需要，设有专门的人员负责调查挂床住院、冒名顶替等现象，一些公司还设有"驻院代表"，对大型医疗机构进行长期的医疗行为监管。新农合管理机构可以通过"购买服务"的方式，聘请保险公司的专职人员做住院调查，充分利用现有的社会资源；还可以避免"本地化"带来的人情问题，保险公司的工作人员不一定是本地人，工作流动性相对较大，工作人员会经常进行轮岗，这样可以避免聘请当地人而产生的人情赔付。

5. 在有条件的地区，开展支付方式改革

传统的支付方式是"后付制"，即先发生医疗费用，然后基金管理机构再进行支付。这种方式虽然可以通过行政手段限制医院每个项目的收费，但是无法调节医院行为，医院缺乏控制成本的动力，只是关注如何增加收费。医疗保险支付方式改革的核心就是要让医院从被动接受定价变为主动控制成本，通过合理化管理，挤掉医疗服务价格中不合理的费用，使医疗服务价格趋于理性。

2011年是全国支付方式改革大力推进的一年，四川省应积极开展支付方式改革来应对医疗费用快速上涨的问题。可以在县级医疗机构中尝试开展按病种付费、按床日付费等支付方式改革，对住院费用的支付方式进行调整；同时，在门诊统筹中将总额控制和按人头付费结合起来，促进对门诊补偿基金的合理使用。

（1）门诊实行总额预付制和按人头付费。根据门诊补偿基金的大小，测算每个门诊人次的补偿费用，按照各医院每年可能发生的门诊服务人头数，估算医院全年可获得的资金补偿，每月向医院支付一定比例的资金，再根据医院服务能力、业务发展增量情况和区域扶持等因素设立调解系数，年终对剩余资金再进行给付。

（2）住院实行按病种或按床日付费，逐步实行以临床路径为基础的按病种付费（DRG）。各区县可在区县医疗机构实行按病种或按床日付费等支付方式改革，确定各级定点医疗机构的费用标准和行为规范。建议由省卫生厅组织专家首先对常见病、多发病和出、入院诊断明确的疾病的临床路径进行规范化研究，向各地新农合管理机构和卫生机构提出指南，在路径建立清楚的前提下，合理构建不同病种的费用。

6. 进一步提升信息化服务能力，加强网络监管

目前仅罗江县的村医由县新农合办统一配置了笔记本电脑，可以实现与信息平台联网，便于合管办及时审查费用，这对控制费用有极大的好处。建议全面推广村级平台建设，为村医统一配置电子设备，同时提供专项经费扶持各地

网络建设，做到村村通网络，使新农合的信息化建设尽早到位，实现费用同步监控。

现有情况下，在已开通有线网络的地区开展村级平台建设，问题不大；在还没有通网络的地区可以考虑使用无线网络，提升网络覆盖面。

7. 将家庭账户"清零"，便于门诊用药和费用管理

目前大多数地区采取的是门诊统筹与家庭账户并存的模式，少数地区如江阳区和邻水县已关闭家庭账户，门诊完全进入统筹。门诊两种补偿方式的并存，一方面增加了管理工作难度，增加了管理成本，另一方面不利于药品管理，容易发生"串药"，建议出台相应措施，统一关闭家庭账户。

二、资金沉淀较多

2011 年四川全省"基金累计结余率"为 40.48％，历年滚存积累资金接近占到 2011 年全年筹资总额的一半，全省历年基金余额为 59.41 亿元。8 县（区）在资金使用上，当年统筹基金的使用率都超过了 90％；除洪雅县外，累计结余率都超过了 25％，冕宁的累计结余率为 54.36％，是 8 个县（区）中最高的，8 县（区）累计基金结余 2.79 亿元。

同全国相比，四川的基金使用率偏低。从 2010 年的情况看，四川地区基金使用率不仅低于全国和东部地区，甚至低于西部平均水平（表 3 - 6）。

表 3 - 6　2010 年全国与四川人均筹资额、统筹基金使用率对比

	全国平均	东部	中部	西部	四川
人均筹资（元）	157	179	148	149	149.04
基金使用率	91％	96％	90％	86％	80.46％

（注：全国及东、中、西部数据来源于中国新农合信息管理中心，四川省数据来源于四川省卫生厅。）

（一）原　因

从调查的情况看，造成资金沉淀较多的原因有如下几点：

1. 历史原因

新农合早期，各地在新农合资金使用上较为谨慎，造成资金大量沉淀。以后虽然补偿方案逐渐放宽，但是筹资额度也在上涨，所以沉淀的资金并没有消耗，同时新增加的资金带来新的沉淀，导致沉淀过多。

2. 筹资额增长快

2011 年基金结余量大一个重要的原因是 2011 年 5 月筹资标准上调，各县

（区）仍沿用年初制定的补偿政策，致使当年的基金沉积比较多。不仅如此，近几年筹资标准都在上涨，2006 年人均筹资额仅 45 元，2011 年已上涨至 230 元，2012 年这一标准还将上涨至 290 元/人，筹资额增加速度太快。而对比其他地区，比如北京地区 2010 年和 2011 年的筹资额度一样，没有做调整。

全省 2011 年次均住院补偿费用为 2 896.01 元，8 县（区）次均住院费用为 2 897.43 元，北京地区 2011 年上半年次均住院费用为 10 296.07 元，全省的次均费用不足北京地区的 30%，但筹资标准是北京地区的 44%。相比之下，位于西部的四川地区筹资水平还更高一些。

3. 其他专项项目的开展

四川地处西部地区，得到国家较多的卫生项目支持，农民不仅可以从新农合中获得补偿，还可以从其他专项项目中获得补贴。比如冕宁县，以住院分娩为例，参合农民不仅可以享受到新农合补偿，而且可以获得专项项目的补偿，而且是先专项项目后新农合补偿，新农合资金的使用减少。2011 年住院分娩的补偿资金为 26.32 万，较 2010 年减少了 39.73 万元。

（二）建 议

针对资金沉淀过多，我们有如下建议：

1. 改革筹资模式

提高新农合筹资标准是国家对新农合扶持力度的一个重要体现，筹资的目的是为满足农民的卫生服务需求而提供稳定、可靠的资金来源。但从调研情况看，四川资金结余量已接近当年的筹资总额，在卫生服务需求已逐渐进入平稳期的时候，再单纯地增加筹资，对改善卫生服务需求就没有太大意义了。而且大量的资金积淀，如果不能合理加以利用，既是对财政资金的浪费，又增加了农民筹资负担。从对现场农民的访谈中，各县均有人认为筹资额上涨为 50 元/人/年有点负担不起。因此，建议改革筹资模式，建立以垂直公平性为基础的筹资模式，将筹资额与当地农民人均纯收入挂钩，按照一定比例进行征收，保证筹资水平与当地经济水平的吻合，使筹资总额的科学预测性提高，避免人为的干预因素，有利于合理测算补偿方案。

2. 提高特殊病种大额门诊的补偿力度

从补偿效率来看，对特殊病种大额门诊进行补偿，对减轻参合农民疾病经济负担更有意义。2011 年四川省特殊病种大额门诊在基金支出仅占 1.17%，8 个县（区）享受到了特殊大病门诊的人次只有参合人数的 0.13%。建议扩大特殊病种大额门诊病种的覆盖范围，使更多的参合农民可以享受到程度较高的医疗费用补偿；同时提高大病的补偿额度。以苍溪县为例，2011 年特殊慢性病门诊补偿起付线为 200 元，补偿比为 30％，封顶线为1 000元，大病的实际补偿比不到 20％。可以将结余的资金用于更多的大病补偿。卫生部目前提出对两大类六种疾病的补偿比要达到 70％，四川省可以参照这个标准对大病进行补偿。

三、新农合监督管理问题

新农合监督管理一直是新农合运行过程中面临的重要问题之一。新农合作为一种医疗保险制度，涉及参合农民、医院和新农合基金管理机构的三方利益。对此，我们对新农合的监管提出如下建议：

1. 常规定期监督

实现人员监督需要健全组织，即健全县、乡两级新农合管理机构，同时，配备足够的人员，杜绝一人多岗的不科学的岗位设置方式，实现职能相容分离的原则。县、乡两级新农合管理机构，都需要日常审核异常的费用支出，以及接受群众举报，进行定点核查。为逐步解决乡镇卫生院工作人员兼任新农合报账员的工作方式而采取临聘人员负责报账工作同样不可取。临聘人员流动性大，工资低，缺乏福利保障，工作稳定性差，这些特征都会导致工作责任心较差。健全乡镇新农合组织，配备独立于乡镇卫生院的新农合专职人员，人员隶属于乡镇政府。随着当前的新型农村养老保险制度的推行，可以成立乡镇社会保险所，其人员整合后，统一负责农村社会保障事务，包括新农合和新型农村养老保险，负责辖区内的新农合的政策宣传、筹资、监督与补偿等管理工作。泸州市江阳区设置了乡镇合管办，配备专职人员，工作接受县合管办的指导和监督，减轻了县级合管办的工作压力，实现了县乡有分工、有衔接、有指导、有监督，大大提高了监管效能和工作效率。

2. 群众监督

公示是群众参与监督的主要方式。补偿情况主要在医疗机构和村委办公室公示栏内公示。本次调查发现，在现实中，村委会公示的补偿情况很少有人关心。即便这样，我们认为公示制度应该坚持，公示是政府工作透明化的主要体现，也是目前发挥群众监督仅有的手段。现实中，村民参与监督的意识不强，这与中国人情社会，大政府小社会的社会现实是吻合的。随着社会的发展，参与意识和监督意识都会提高，建议公示不能只是"一贴了之"，应该在每次村民大会上通报补偿情况，促使村民提高参与意识和监督意识。

3. 行政监督

由于县级卫生局是辖区内农合办与医疗机构的主管部门，计划经济下医疗机构养成的听从行政命令和遵守行政管理的习惯，使行政监督依然是有效的，也是具有震慑力的监督手段。各地卫生局都有对辖区内医院的年终考评制度，考评内容中新农合分值比较高，有的达到 30 分，考评结果事关医院领导的"乌纱帽"，在行政考评导向下，医院会重视新农合。但是这也带来一个难题，即卫生局对辖区外的医疗机构的监督变得鞭长莫及，而外转患者的住院费用占比较高，从行政级别上看，上级医院的行政级别大过县级卫生局，这是我们需要考虑的。

4. 人大、政协监督

人大和政协监督虽然不常有，但人大和政协委员是各阶层利益集团的代言人，所以他们的监督非常重要。人大和政协委员具备调查研究的素质和能力，有较强的政治敏锐性和前瞻性，在调查研究工作的开展上具有便利性，更重要的是，他们有机会发出"声音"。由代表将调查研究的结果以提案的形式提交政府，可以促使新农合管理机构与医疗机构规范工作行为、提高工作效能。

5. 高校等研究机构的研究监督

高等院校等研究机构的相关研究，虽然不是直接监督，但是对丰富新农合管理与监督的手段、发现管理与监督中存在的问题、提高管理与监管的效能是大有裨益的。专家和学者的研究，具有一定的理论高度，将理论与实践结合起来，运用对比分析、访谈调查、定性与定量分析相结合的多种手段，剖析个案，透过现象看本质，有助于解决重点与难点问题。专家和学者还可以通过学术交流、培训班等各种平台，将提炼的或吸纳的，来自于基层的，行之有效的手段，传播开来，彼此借鉴，取长补短，共同提高。

6. 专家审核监督

资阳市雁江区和泸州市江阳区都开展了专家审核制度，每季度组织一次专家审核会议。江阳区每季度组织专家审核会议，从专家库抽取专家成员，针对医院与农合办审核存在异议的住院病历进行专家审核，专家组形成统一意见，与医疗机构管理者进行讨论，最终达成一致意见，作出最终的审核意见。这样的方式获得了医院的认可和好评，长期坚持落实专家审核，各级定点医疗机构逐步适应了新农合的要求，实现了合理诊治，规范诊治，与新农合的合作也更为顺畅。

7. 第三方监督

所谓第三方是指独立于新农合管理机构和医疗机构之外的组织机构。第三方机构包括审计师事务所、会计师事务所、高等院校、研究机构、商业保险公司等。第三方监督具有独立性、客观性和权威性等特点。以商业保险公司为例，将针对参合骗保常见的挂床住院、冒用他人合作医疗证住院、有责任方的外伤住院等监督工作交给保险公司，是可行可试的。首先，随着商业保险的发展，县级网点逐渐建立起来，保险机构具备硬件条件。其次，保险公司理赔人员具备专业性，保险公司有专门的理赔调查人员，对辖区内各级医疗机构比较熟悉。同时，保险机构理赔调查人员具有独立性，可以避免"人情"赔付。

8. 协议监督

新农合与医疗机构的协议管理是目前新农合监督医疗机构的主要抓手和处罚的主要依据。但是，甲（新农合）乙（医疗机构）双方的协议过于简单，缺乏实际约束力，使监督变得无力，甚至简化成一纸定点合同。新农合发展 8 年有余，协议内容与试点之初几乎没有变化，协议监督只是在是否取缔定点资格上，但现实中取消定点资格谈何容易，真正取消定点资格的案例确实寥寥无几。所以，需要不断丰富协议内容，增强协议的可操作性，使之成为监督的有效依据，同时这也是走向新农合法制化管理的必要准备。

9. 制度监督

新农合中制度设计事关控费效果，是落实高效监督的切入点。不管是日常审核监督、专家监督、第三方监督，还是高校研究监督，这些监督手段都存在某些缺陷，而且成本不低。设计精巧而科学的制度将使监督工作变得轻松。支付方式改革就是其中重要的一环，补偿是新农合的出口，支付方式改革可以引导医疗机构的行为。譬如单病种付费，这种病种限价的支付方式，结合临床路径治疗方案，在保障治疗效果的同时，可以压缩治疗成本，而且便于事后监督与考评。

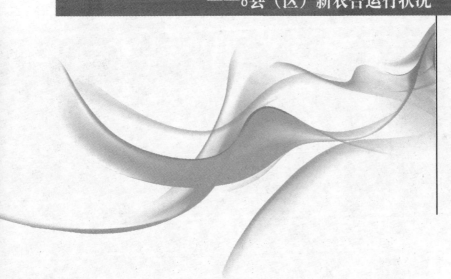

第二部分

——8县（区）新农合运行状况

第四章 广元市苍溪县新农合调研报告

一、基本情况

苍溪县位于四川省东北的广元市，总面积达2 330平方公里，属于丘陵地貌。苍溪县共有 39 个乡镇，718 个行政村。2011 年全县共计人口790 869人，其中城镇人口为121 691人，农业人口为669 178人；在农业人口中，贫困人口为23 492人，五保户人口为2 240人。

二、机构设置

县新型农村合作医疗管理中心由县劳动和社会保障局、县卫生局管理，与县医保办协调确保全县社会保险的运行，这也是苍溪县的一大特点。县新农合管理中心在机构设置上隶属于县劳动和社会保障局，但文件下达、财政拨付则是通过县卫生局来执行。

苍溪县将新型农村合作医疗保险与城镇居民医疗保险合并，制定了一套完善的城乡居民基本医疗保险，统一由人力资源和社会保障局管理。其中，医保办与新农合管理中心按地域分别负责县内不同区域的社会保险工作。社保局将全县分为 10 个片区进行管理，每个片区管理片区内各级医疗机构的社会保险工作的开展。10 个片区分别为县城片、陵江片、东青片、玉龙片、三川片、元坝片、岐坪片、文昌片、东溪片、龙山片。其中，县城片与陵江片由县医保局管理，包括管理其新农合的开展，其他片区则由县新农合管理中心进行管理。

县新型农村合作医疗管理中心属于其他事业单位，中心共有 10 名工作人员，其中县级在编新农合管理人员数为 9 人。合管中心下设办公室、稽查办、宣传股、筹资股、基金财务股等部门。苍溪县拥有新农合定点医疗机构 98 家，其中省定 18 家，州内县外 13 家，县内 67 家，所有定点医疗机构均已开通了新农合即时结报系统，实现了网络即时结报。该系统暂时未在村卫生室开展。

三、城乡居民基本医疗保险筹资管理

苍溪县城乡居民基本医疗保险基金的构成主要有以下几个方面：①参保城乡居民个人缴纳的基本医疗保险费；②政府补助资金，包括中央财政补助、省级财政补助、县级财政补助；③基金利息收入。该县新农合基本情况详见表4-1，个人筹资标准详见表4-2。

表4-1　苍溪县新农合基本情况　　　　（截至 2011 年 10 月）

	2010 年	2011 年
参合人数（万人）	59.31	56.55
参合率（%）	90.55	96.50
筹资额（万元）		
个人缴费	1 186.16	1 696.63
政府资助	7 116.43	11 311.30
其他收入	16.90	27.45
总额	8 319.49	13 035.38
基金支出（万元）		
统筹支出	6 959.26	7 225.87
家庭账户支出	647.98	101.88
总额	7 607.24	7 327.75
基金结余（万元）	712.25	5 707.63

表4-2　苍溪县个人筹资标准　　　　（单位：元/人）

	2011 年		2012 年	
	个人筹资	政府筹资	个人筹资	政府筹资
第一档	30	中央筹资：124 元/人	50	中央筹资 156 元/人
第二档	60	省级筹资：49.1 元/人 县级筹资：26.9 元/人	100	省级筹资 52.5 元/人 县级筹资：31.5 元/人
第三档	150	合计：200 元/人	210	合计：290 元/人

（注：对于特困户以及农村五保户，可由居民在民政局获得情况告知书，免除其个人筹资费用。）

由于苍溪县属于国家级贫困县，其财政属于转移支付型，在 2010 年全县共实现财政收入 2 亿元左右，而财政支出达到 27 亿元之多，在新农合方面支

出为1 521万元。由于2011年5月份筹资标准上涨，但县内补偿方案仍沿用年初制定的补偿政策，致使2011年的基金沉积比较多。截至2011年10月31日，全县基金结余达到5 705.63万元。

四、新型农村合作医疗保险报销方式及流程

（一）住院报销

苍溪县2011年新农合补偿方案详见表4-3。

表4-3　苍溪县2011年新农合补偿方案

医院类别	起付标准（元）	报销比例			备　注
		第一档	第二档	第三档	
乡镇（中心）卫生院、社区卫生服务中心	100	85%	87%	90%	1. 一个自然年份内，最高报销限额为： 一档：10万元 二档：11万元 三档：12万元 2. 总费用超过15万的，扣除各种补助后，剩余部分按合理可报费用的90%报销，不受封顶线限制。 3. 儿童先天性心脏病、儿童白血病按70%报销（无起付线）。
县级医院	200	65%	67%	70%	
省内市级医院	600	55%	57%	60%	
省级及省外定点医院	700	50%	52%	55%	
县外定点医院	800	40%	42%	45%	

1. 县内住院报账程序

苍溪县县内住院报账流程如图4-1所示。

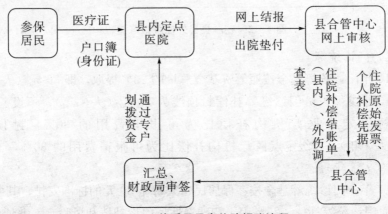

图4-1　苍溪县县内住院报账流程

（注：合管中心为新农合管理中心的简称，后同。）

2. 县外住院报账程序

苍溪县县外住院报账流程如图 4 - 2 所示。

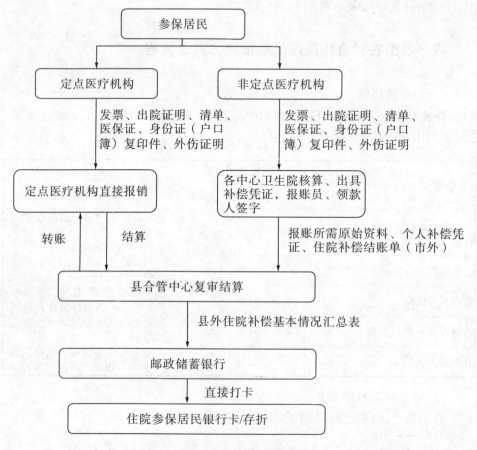

图 4 - 2 苍溪县县外住院报账流程

（二）门诊统筹

2010 年门诊统筹基金按照筹资基金总量的 23% 提取，即 30 元/（人·年）。

2010 年参保人员门诊统筹补偿封顶线为 30 元/（人·年），不设起付线。其中：村级定点医疗机构补偿比为可报销费用的 30%，封顶线为 10 元/（人·年）；乡级定点医疗机构补偿比为可报销费用的 30%，封顶线为30 元/（人·年）。

2011 年，门诊统筹基金按参保居民每人每年 30 元的标准安排，其中 75% 用于普通门诊统筹补偿，25% 用于特殊慢性病门诊补偿和风险金。普通门诊统筹基金总额预算到各定点医院，特殊慢性病门诊和风险金全县统一安排调剂使用，不预算到乡镇。普通门诊统筹补偿实行总额预算管理。

普通门诊年基金预算总额＝全县总参保人数×22.5元/人

特殊慢性病和风险金年基金预算总额＝全县总参保人数×7.5元/人

乡镇年预算控制总额＝本辖区总参保人数×22.5元/人

乡镇卫生院辖区内的村级定点医疗机构门诊统筹补偿预算总额以乡镇卫生院为核算单位，由乡镇卫生院负责，统一管理，总额控制使用。

2011年普通门诊补偿不设起付线，参保居民在参保地（社区、村）定点医疗机构的有效门诊费用补偿比为50%，全年每人最高限额35元，家庭成员之间不共用。门诊统筹补偿资金当年有效，不得结转下年度使用。个人家庭账户结余资金仍归参保居民个人所有，可通过门诊就诊报销完个人家庭账户余额。对于之前部分家庭未用尽的家庭账户余额，现在报销流程为先依照现有制度进行报销，再将未报销部分用家庭账户支付。

2011年特殊慢性病门诊补偿起付线为200元，补偿比为30%，封顶线为1 000元。此类疾病包含：①糖尿病（有严重合并症）；②高血压病（Ⅱ、Ⅲ期伴有心、脑、肾器质性损害）；③再生障碍性贫血；④甲亢或甲低；⑤脑梗死伴肢瘫恢复期；⑥精神病（稳定期）；⑦肝硬化（失代偿期）；⑧慢性病毒性肝炎；⑨肺源性心脏病（肺心病，心功能三级以上）；⑩帕金森病；⑪风湿性心脏病（风心病，心功能三级以上）；⑫结核病；⑬类风湿关节炎；⑭消化性溃疡。

门诊统筹报账程序如图4-3所示。

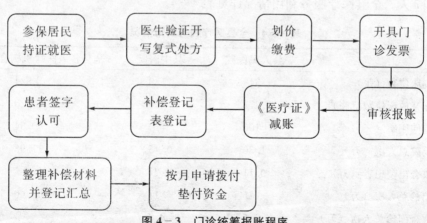

图4-3　门诊统筹报账程序

（三）重大疾病报销方法

儿童白血病、先天性心脏病等重大疾病需向县级医疗保险经办机构申报，到全省统一确定的定点医疗机构治疗，在定点医疗机构发生的医药费用由医疗保险报销70%。总费用超过15万元的，除按正常标准报销外，扣除各项补助后，剩余部分按合理可报费用的 90% 报销，不受封顶线的限制。

（四）其 他

苍溪县在全省用药目录的基础上增加了部分药品，参保人员报账时根据该目录进行报账，但对于在县外就医的情况，则按照四川省的用药目录进行报销。在新农合的大病、慢性病统筹方面，统一由合管中心进行统筹管理。

（五）新农合即时结报系统建设情况

在省卫生厅的资金、技术支持下，目前即时结报系统已在全县乡镇级别全面铺开，村级卫生室由于设备还未到位并未开展，主要由村卫生室定期到所属乡镇报销。面临的困难有：①服务器需要升级，以支持以后村卫生室实现实时结报；②村卫生室的网络协议已经签订，每村一台笔记本电脑将在近期到位；③村卫生室工作人员需要大量培训以适应即时结报系统的应用。

五、医疗机构情况

全县县级医疗机构 5 家，乡镇卫生院 68 家（包含一个社区卫生服务中心），村卫生室 657 家（包含 3 个社区卫生服务站）。县级医疗机构实际开放床位数 689 张，乡镇卫生院实际开放床位数 1 193 张，2010 年全年病床使用率达到 90.94%。全县卫生技术人员 2 057 人，执业（助理）医师 1 063 人，注册护士 517 人。全县医疗服务利用情况详见表 4-4。

表 4-4 全县医疗服务利用情况

	县人民医院	县中医院	全县各级医疗机构合计
编制床位数（张）	340	130	1 924
实际开放床位数（张）	375	200	2 020
床位使用率（%）	106	120	90.94
年出院总人次（万）	1.30	0.45	11.98
新农合出院患者（万）	0.71	0.27	——
年门诊总人次（万）	15	11	300.60
新农合门诊总人次（万）	9.5	8.3	

在经历了汶川大地震后，苍溪县各级医疗机构都得到了外界的资助，部分医院得以全面重建（我们调查的白桥乡镇卫生院就是由中国红十字会捐赠修建的），提升了全县各级医疗机构的服务水平。

六、资金使用情况

在基金支出方面，各级医疗机构实行垫付制度，每月由合管中心审核后由财政下发上月医疗费用。对于特困户的报销，则 3 个月上报 1 次。从目前统计数据分析得知，近年来，全县医疗费用上涨相对较快。2011 年资金使用情况详见表 4-5～表 4-9。

表 4-5 2011 年住院补偿情况

（截至 2011 年 11 月 29 日）

	人次	医疗费用（万元）	人均医疗费用（元）	补偿费用（万元）	人均补偿费用（元）
县外医疗机构	9 249	9 700	10 487	3 067	3 316
县级医疗机构	15 413	7 600	4 931	3 654	2 371
乡镇医疗机构	15 536	2 016	1 298	1 206	776
合计	40 198	19 316	4 805	7 927	1 972

表 4-6 2011 年门诊统筹情况

（截至 2011 年 11 月 29 日）

	人次（万人）	医疗费用（万元）	人均医疗费用（元）	补偿费用（万元）	人均补偿费用（元）
乡镇卫生院	11.08	801	72.29	325	29.33
村卫生室	9.22	659	71.48	273	29.61
合计	20.30	1 460	71.92	598	29.46

表 4-7 2011 年家庭账户补偿情况

（截至 2011 年 11 月 29 日）

	人次	医疗费用（万元）	人均医疗费用（元）	补偿费用（万元）	人均补偿费用（元）
乡镇卫生院	15 344	NA	NA	60.60	39.50
村卫生室	13 012	NA	NA	42.94	33.00
合计	28 356	158.1	55.76	103.54	36.52

（注：截至 2011 年 10 月 31 日，家庭账户累计结余 4 746 315.78 元。NA：苍溪县实行门诊统筹，当地没有分乡、村两级统计家庭账户使用情况，只有一个家庭账户总的使用情况。）

表 4 - 8   2011 年正常住院分娩补偿情况

（截至 2011 年 11 月 29 日）

	人次	医疗费用（万元）	人均医疗费用（元）	补偿费用（万元）	人均补偿费用（元）
合计	1 332	236.31	1 774.11	39.96	274.17

表 4 - 9   2011 年特殊门诊补偿情况

（截至 2011 年 11 月 29 日）

	人次	医疗费用（万元）	人均医疗费用（元）	补偿费用（万元）	人均补偿费用（元）
合计	821	329.39	4 012.06	22.76	277.22

七、群众访谈

访谈时间为 2011 年 11 月 28 日至 29 日。我们共走访了 2 个县级医院、3 个乡镇卫生院、1 个村卫生室。在医院及医院周边共访谈了当地居民 17 人次，了解他们对新农合的意见及建议。以下便是记录较为全面的村民访谈实录。

（一）**县人民医院访谈**

村民 1

姓名：刘青（音）

性别：女

年龄：8 岁

疾病：高热不退

家庭情况：家中 3 人，均在当地务农。

反响：政府政策对农民有利；医疗费用暂可承受；保险费也没有带来经济负担；报销手续方便，希望能在一个窗口办完所有手续。

村民 2

姓名：不详

性别：男

年龄：54 岁

疾病：骨折

家庭情况：家中8人，子女在外打工。

反响：医院服务水平好；保险费用虽可以承担，但上涨过快；对新农合政策不够了解。

（二）东青镇卫生院访谈

村民1

姓名：李富生（音）

性别：男

年龄：45岁

疾病：胆囊炎

家庭情况：家中5人，患者以及子女长期在外打工，此次特地从成都回乡报账。

反响：手续比较麻烦；报销比例太低；对新农合政策不够了解；很多在外地看病花的钱并未回乡报账。

村民2

姓名：郭淑芬

性别：女

年龄：69岁

疾病：慢性支气管炎

家庭情况：家中共13人，子女长期在外打工，只剩下两位老人在家。

反响：政府政策对农民很好；医疗水平不高；保险费用太高。

村民3

姓名：不详

性别：女

年龄：4岁

疾病：感冒

家庭情况：家中5人，父母在外打工，患者由爷爷奶奶照顾。

反响：政策好，但感觉实施不利；报销比例提高；缴费提高，使得村民意见大；据说村内12月门诊不能报账。

（三）马桑镇卫生院访谈

村民1

姓名：李进

性别：男

年龄：40岁左右

疾病：锁骨骨折

家庭情况：在家务农。

反响：对新农合政策很满意；医院医疗水平较低。

村民 2

姓名：不详

性别：男

年龄：60 岁左右

疾病：脑血管供氧不足

家庭情况：家中 7 人，子女在外打工。

反响：保险费用上涨过快；村民都会缴费，暂时拿不出的由村主任垫缴。

（四）白马镇卫生院访谈

村民

姓名：不详

性别：男

年龄：55 岁左右

疾病：腿无力

家庭情况：不详。

反响：报销比例高；报账手续方便；家里离医院比较远。

（五）县中医院访谈

村民

姓名：张先生

性别：男

年龄：40 岁左右

疾病：胆管结石

家庭情况：家中 4 人，患者在外务工。

反响：对新农合政策不太了解；保险费缴给村上，并开收据；乡镇卫生院医疗水平不高，愿意来县级医院看病。

通过对村民的访谈，大致反映了以下问题：

（1）苍溪县有很大一部分农民都在外地务工，对新型农村合作医疗保险不够了解，很少人在看病后会选择回乡报账；同时，异地就医报账手续麻烦也成了阻碍农民报销的一个重要环节。

（2）部分村民希望乡镇卫生院能够提高医疗服务水平，减少去县级等更高级别医院所带来的麻烦。

（3）村民对新农合的政策了解不够透彻，对该报多少、能报多少没有具体概念。

（4）报账手续更为便捷，但最好能直接报账。

（5）逐年递增的医疗保险费用使村民难以接受，但尚不足以成为村民的负担。

第五章 德阳市罗江县新农合调研报告

德阳市罗江县总面积为 488 平方公里，县内共 10 个乡镇，109 个行政村。2010 年罗江县人口及经济状况见表 5-1，卫生服务能力及卫生服务利用情况见表 5-2。县内 20 多万农业人口中参加新农合的农民共约 17 万人。

表 5-1 2010 年罗江县人口及经济状况

人口状况		经济状况	
城镇人口数（人）	46 146	县域 GDP（万元）	482 813
农业人口数（人）	201 409	农民年人均纯收入（元）	5 879
农业人口中贫困人口数（人）	10 863	农民年人均卫生支出（元）	586
农业人口中五保户人口数（人）	1 766	全县全年财政收入（万元）	69 047
总人口数（人）	247 555	本级财政收入（万元）	52 121
出生率（‰）	8.56	全县全年财政支出（万元）	192 888
		全县全年卫生事业经费支出（万元）	6 561

罗江县新型农村合作医疗管理中心为县卫生局下设的一个科室，中心在岗管理人员共 4 人，均有编制，其中 1 人负责审核工作。2011 年罗江县合管中心人员及培训情况见表 5-3 和表 5-4。2010 年县合管中心合作医疗基金的使用情况已经审计局审计。

表 5-2 罗江县卫生服务能力及卫生服务利用情况

卫生服务能力情况		
医疗机构数（个）	县（区级）医疗机构数	3
	乡镇卫生院	10
	乡卫生室	98
	合计	111
编制床位数（张）	县（区）级医疗机构床位数	265
	乡镇卫生院床位数	171
	合计	436
实际开放床位数（张）	县（区）级医疗机构床位数	350
	乡镇卫生院床位数	282
	合计	632
出院患者平均住院天数（天）		5.53
病床使用率（%）		108.51
卫生技术人员（人）	执业（助理）医师	382
	执业医师数	303
	注册护士数	173
	合计	858
卫生服务利用情况		
全年门诊就诊人次数	县（区）级医疗机构数	359 622
	乡镇卫生院就诊	1 014 390
	村卫生室就诊	337 019
	合计	1 711 031
全年住院患者出院人次数	县（区）级医疗机构出院	15 691
	乡镇卫生院出院	13 979
	合计	29 670

表 5-3　2011 年罗江县合管中心人员情况

人员情况	人数	人员情况	人数
在岗管理人员总数	4	在岗管理人员专业背景	
在编管理人员数	4	医学及相关专业（临床、预防、药学）	1
在岗管理人员文化程度		卫生事业管理或医疗保险	1
大学本科及以上	1	财务、会计专业	1
大专	2	计算机专业	0
高中或中专	1	其他	1
在岗管理人员的年龄构成		在岗管理人员职称状况	
小于 25 岁	0	高级职称	0
25～34 岁	2	中级职称	1
35～44 岁	0	初级职称	2
45～54 岁	1	其他	
55～59 岁	1		
60 岁以上	0		

表 5-4　2011 年合管中心管理人员参加培训及开展培训情况

参加培训项目名称	参加人次	开展培训项目名称（培训对象）	参加人次
新农合主任培训班（省级）	1	新农合定点医疗机构院长培训班（院长）	17
新农合计算机知识培训班（省级）	1	新农合结算人员培训班（定点医疗机构结算人员）	30
新农合管理人培训班（省级、市级）	4	乡村医生培训班（乡村医生）	200
新农合经办人员培训班（市级）	17		

一、新农合筹资情况

（一）筹资标准

该县于 2006 年开始启动新农合项目，2010 年 4 月 1 日开始实行门诊统筹加住院统筹模式，同时原门诊家庭账户余额可以继续使用，农民发生医疗费用报销时医疗机构先用家庭账户中的余额。2006 年至 2011 年各级筹资标准详见表 5-5。同时 2012 年筹资标准调至 290 元/人，其中个人筹资 50 元/人，中央、省、县级财政补助 240 元/人。

表 5－5　2006—2011年新农合筹资标准

年份	参合人数(人)	中央补助资金		省级补助资金		市级补助资金		县级补助资金		个人筹资		合计	
		标准(元)	金额(万元)	标准(元)	金额(万元)	标准(元)	金额(万元)	标准(元)	金额(万元)	标准(元)	金额(万元)	标准(元)	金额(万元)
2006	161 608	20	242.41	8	129.29	3.5	56.56	3.5	56.56	10	161.67	45	649.49
2007	171 832	20	404	13	223.20	3.5	60.12	3.5	60.12	10	171.83	50	924.27
2008	181 332	40	687	19.5	373.60	5.25	95.2	5.25	95.2	10	181.33	80	1 454.85
2009	190 356	40	761	26	494.93	5.25	99.94	8.75	166.56	20	380.71	100	1 924.33
2010	189 494	60	1 137	35.6	674.6			24.4	462.37	20	378.99	140	2 684.78
2011	179 357	124	2 224	42.4	760			33.6	602.64	30	538.07	230	4 124.71

（二）个人筹资程序

自愿参加新农合的农民每年在 12 月 31 日前由村主任统一按户收取参合费，但由于当地有外出务工人员，故每年个人筹资一般在 2 月底结束。个人筹资程序如图 5-1 所示。

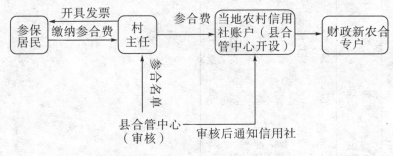

图 5-1　新农合个人筹资程序

二、新农合补偿情况

（一）门诊补偿

门诊补偿包括普通门诊补偿、特殊病种补偿、大病门诊补偿、结核病门诊补偿及慢性非传染性疾病门诊补偿。门诊统筹金用于参合农民在门诊定点医疗机构就诊时发生的门诊医疗费用的补偿，门诊补偿均不设起付线，各个家庭成员间可共用门诊补偿。同时仍有家庭账户余额的参合农民门诊报销时先进行门诊统筹报销，剩余金额可再从家庭账户中报销。

1. 普通门诊补偿

2009 年及 2011 年、2012 年各级医疗机构普通门诊报销比例及封顶线详见表 5-6。其中县合管中心规定村卫生站单张处方金额不得超过 15 元，故按照村级报销比例参合农民在村卫生站门诊花费每次最多只能报销 7.5 元。同时2012 年新增门诊一般诊疗费补偿，参合农民在中心、乡镇卫生院门诊发生的挂号费、诊查费、注射费（含静脉输液费，不含报销药品）、药事服务成本合并为一般诊疗费，收费标准为 10 元，全部由新农合报销。

表5－6 罗江县2009—2012年各级医疗机构普通门诊补偿标准

		2009 年	2011 年 1～7 月	2011 年 8～12 月	2012 年
起付线（元）	村	0	0	0	0
	乡	0	0	0	0
补偿比（％）	村	50	50	50	70
	乡	50	50	50	70
封顶线（元）	村（次封顶线）	10	10	10	10
	村（年封顶线）	30	50	60	80
	乡	30	50	60	80

2. 其他3种门诊补偿

特殊病种、大病门诊补偿的癌症患者报销必须为在县及县级以上医疗机构门诊接受化疗或透析的参合农民。结核病报销患者必须为结核病参合农民在疾病预防控制中心接受规范治疗者。慢性非传染性疾病门诊补偿患者必须本人申请，经县人民医院复查、认定的患者每年给予门诊医疗费补助400元（当年有效）。具体补偿病种及补偿比或金额见表5－7。

表5－7 其他3种门诊补偿标准

	2011 年 1～7 月		2011 年 8～12 月		2012 年	
	病种	补偿比例或金额（元）	病种	补偿比例或金额（元）	病种	补偿比例或金额（元）
特殊病种、大病门诊补偿	癌症	50％	于 2011 年 1 月至 7 月基础上新增再生障碍性贫血、尿毒症肾透析、癫痫、重症精神病	50％	于 2011 年基础上新增器官移植术后抗排异治疗	70％
结核病门诊补偿	结核病	50％	结核病	50％	结核病	70％
慢性非传染性疾病门诊补偿	慢性肺源性心脏病、风湿性心脏病、糖尿病、高血压（二级以上）、肝硬化失代偿、系统性红斑狼疮、精神分裂	400	同 2011 年 1 月至 7 月	400	于 2011 年基础上新增冠心病、类风湿关节炎、甲亢、甲减	400

（二）住院补偿

1. 定点机构

2011 年住院补偿定点医疗机构共有 52 家，其中县内 15 家，本市市级 10 家，省级及省外有 27 家。2012 年定点医疗机构新增 1 家脑瘫儿童救助定点医院和 5 家儿童白血病定点医院。

2. 住院补偿标准

2011 年及 2012 年住院补偿标准详见表 5－8 和表 5－9。

表 5－8　2011 年 1～7 月住院补偿标准

医院等级	起付费（元）	补偿比（%）
中心、乡镇卫生院	100	70
罗江县中医院	200	60
罗江县妇幼保健院	200	60
罗江县人民医院	300	50
本市市级定点医疗机构	600	35
省级及省外定点医疗机构	700	30
县外非定点医疗机构	800	25

表 5－9　2011 年 8～12 月及 2012 年住院补偿标准

医院等级	2011 年 7～12 月住院补偿标准		2012 年住院补偿标准	
	起付费（元）	补偿比（%）	起付费（元）	补偿比（%）
中心、乡镇卫生院	100	85	150	95
二乙及以下医疗机构（含民营医疗机构）	200	75	300	80
二乙以上医疗机构	300	65	400	70
本市市级定点医疗机构	600	55	600	55
省级及省外定点医疗机构	700	50	700	50
县外非定点医疗机构	800	40	800	40

3. 定额补偿

2011 年 1 月至 7 月共有 4 种定额补偿，分别为住院分娩每例定额补偿 200 元，白内障复明手术每例（只）定额 260 元，肾功能血液透析每次定额补偿 180 元，体外中级波碎石每次定额补偿 300 元。2011 年 7 月至 12 月定额补偿中取消了肾功能血液透析，其他3种补偿金额不变。2012年仍然执行2011年7月至12月的3种定额补偿项目，但白内障复明手术补偿标准调至300元。

4. 大病住院二次补偿

大病住院二次补偿情况详见表5-10。

表5-10 大病住院二次补偿情况

年份	人次	总费用（万元）	补偿金额（万元）	人均（元）	实际补偿比（%）
2006年	371	383.50	101.86	2 745.55	26.56
2007年	308	490.06	101.41	3 292.53	20.69
2008年	5 396	2 050.50	295.27	547.20	14.40
2009年	211	828.74	129.39	6 132.23	15.61
2010年	1 905	2 208.20	433.14	2 273.70	19.62
2011年	1 543	2 191.14	386.63	2 505.70	17.65

罗江县在实施住院补偿的同时每年还实施大病住院二次补偿，其中大病定义以住院费用为标准，县内为大于5 000元，县外为10 000元，但不包括慢性疾病。

罗江县2006年至2011年10月新农合住院补偿情况详见表5-11。

表5-11 罗江县2006年至2011年10月新农合住院补偿情况

年份	人次	总费用（万元）	补偿金额（万元）	人均（元）	实际补偿比（%）
2006年	7 169	1 199.30	254.12	354.47	21.19
2007年	12 630	1 860.79	543.20	430.09	29.20
2008年	15 961	3 016.49	807.01	505.61	26.75
2009年	21 210	3 552.65	1 657.64	781.54	46.66
2010年	17 878	4 399.97	1 603.93	897.15	36.45
2011年	14 454	4 369.10	1 699.10	1 175.52	38.89

罗江县2006年至2011年住院正常分娩定额补助项目的人次数、补偿金额及人均补偿金额见表5-12。

表 5 - 12　罗江县 2006 年至 2011 年 10 月住院正常分娩及定额补偿情况

年份	住院正常分娩					定额补偿		
	人次	总费用（万元）	补偿金额（万元）	人均（元）	实际补偿比（%）	人次	补偿金额（万元）	人均（元）
2006 年	533		5.33	100.00		533	5.33	100.00
2007 年	581		5.81	100.00		597	6.23	104.36
2008 年	629		10.71	170.27		2 263	29.68	131.15
2009 年	932	202.38	18.65	200.11	9.22	1 144	23.19	202.71
2010 年	1 021	244.64	20.42	200.00	8.35	1 065	21.62	203.00
2011 年	847	241.83	22.96	271.07	9.49	1 175	34.73	295.57

　　在门诊费用方面，罗江县在2006—2009 年使用家庭账户进行补偿，从2010 年起开始建立门诊统筹制度，对门诊费用按一定比例进行报销；家庭账户不再有新的资金进入，但各户可以继续使用家庭账户的余额，直至账户用完为止。为了进一步减轻患者的负担，罗江县 2006 年就启动了大额门诊补偿，并于 2008 年开展了门诊慢性疾病的补偿。门诊的补偿情况见表 5 - 13。

三、补偿方案特殊规定

　　门诊或住院治疗使用基本药物，其报销比例提高 5%。2012 年新增"参合农民在县内定点医疗机构产生的中医治疗费用报销比例提高 10%"。2011 年1 月至 7 月全年累计补偿金额最高不得超过50 000元。2011 年 7 月至 12 月最高不得超过60 000元，其中包括住院补偿（含住院二次补偿）、定额补偿、特殊病种大额门诊补偿、一般门诊统筹补偿等。2012 年最高不超过 10 万元。参合农民当年发生的住院医药费补偿须在下一年度 3 月 31 日前办理结算，逾期视为自动放弃。

表 5 - 13 罗江县 2006 年至 2011 年 10 月新农合门诊补偿情况

年份	门诊统筹					大额门诊补偿			门诊慢性疾病			家庭账户		
	人次	总费用(万元)	补偿金额(万元)	人均(元)	实际补偿比(%)	人次	补偿金额(万元)	人均(元)	人次	补偿金额(万元)	人均(元)	人次	补偿金额(万元)	人均(元)
2006						6	1.29	2 150.00				22 791	25.8	11.32
2007						22	6.23	2 831.82				43 468	53.47	12.30
2008						14	3.93	2 807.14	2 130	10.97	51.50	33 895	53.63	15.82
2009						99	30.26	3 056.57	3 926	47.88	121.96	45 216	106.97	23.66
2010	195 140	469.86	200.32	10.27	42.63	47	25.25	5 372.34	6 095	75.88	124.50	43 065	198.41	46.07
2011	252 564	461.00	254.30	10.07	55.16	104	39.97	3 843.27	5 997	55.05	91.80	39 295	42.09	10.71

注: 门诊统筹于 2010 年开始实施; 门诊慢性疾病补偿于 2008 年开始实施。

四、参合农民报销程序

县内住院补偿及县外住院补偿程序如图 5-2 和图 5-3 所示。

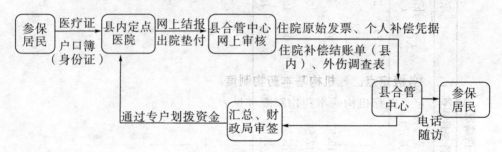

图 5-2　县内补偿程序

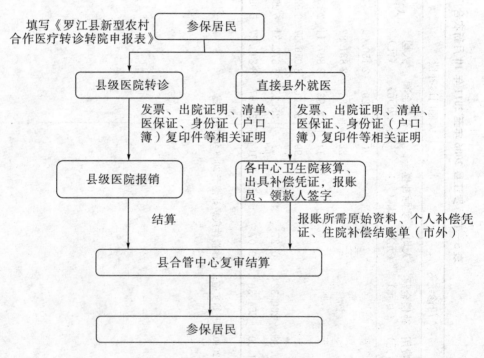

图 5-3　县外住院补偿程序

五、新农合各项支撑配套措施

（一）报销药品目录

按四川省卫生厅、四川省财政厅、四川省中医药管理局《关于印发〈四川省新型农村合作医疗用药目录〉的通知》执行，诊疗项目按《罗江县新型农村合作医疗诊疗服务项目范围（2012 年版)》执行。

（二）各级定点医疗机构基本药物制度

各级定点医疗机构基本药物制度详见表 5－14。

表 5－14　罗江县各级定点医疗机构基本药物制度

医疗机构	医疗机构级别	基本药物种类数占所有药品百分比	基本药物金额占所有药品金额百分比
村卫生站		暂未实施基本药物制度	
乡镇卫生院		100％	100％
县级医疗机构	二乙以下级别	≥50％	≥45％
	二乙级别	≥40％	≥35％
	二甲级别	≥35％	≥30％

（三）民政支持

罗江县低保户和五保户共计12 629人，低保户标准为年均收入低于1 200 元/人，一般贫困为年均收入低于3 600元/人。民政局对救助对象每月评定，当救助对象名单确定之后民政局在各乡镇、村将名单于当月 15 日前进行公示，公示连续 5 天。民政局对救助对象实行一站式服务及时结算，救助对象在院内结算医疗费用时即把民政局向其救助的金额扣除，救助对象只需缴纳剩余部分，之后医疗机构按月向民政局报账领取垫付的资金。若当年物价上涨幅度较大，民政局则向当地低保对象发放价格补贴。同时五保户可每年得到民政局200 元/人的救助款，低保户中高龄者（≥90 岁）也可得到 200 元/人的门诊救助金。对于一般贫困的农民实行住院大病救助，对精神疾病患者在发病期间住院实施救助。

（四）村级新农合硬件配套

2010 年 6 月当地县级财政投入 39.4 万元招标采购 109 台笔记本电脑及网络设备，给每个定点的村卫生站配置了一台笔记本电脑，并联网到合管中心，方便当地村卫生站医生实施门诊统筹。而网络费用均由县合管中心承担。

六、罗江县各级医疗机构

(一)罗江县人民医院

院内负责新农合的共 3 人,其中 2 人负责结算。该院于 2010 年年底被评为二级甲等医院。

(二)县中医医院

由原万安镇中心卫生院改为县中医院,院内负责新农合管理的共 4 人,专职 2 人,兼职 2 人。专职人员中 1 人有正式编制,另一人为临聘人员,但两人收入均相同,医院为其购买五险一金。不同镇的参合农民在院内报销标准不同,若参合农民为万安镇内农民则在院内住院按乡卫生院比例报销,其他镇的参合农民则按照县级医疗机构比例报销。故院内新农合报销有两套系统。院内向参合农民报销金额较大即县内住院费用大于2 000元,县外住院费用大于10 000元时会向农民电话核实其住院信息,若报销农民为手术患者还会请农民到院内核实其真实性。县中医院新农合负责人反映,院内收费系统与新农合系统不能融合而导致工作量大,而且农民必须先结清住院费用才能在另一个窗口进行报销,从而使报销农民排队等候时间延长。尤其当农民报销门诊费用时,只能报销50%,能报销的金额较少,而排队等候时间长,对报销农民来说时间成本较大。同时负责人表示,若实行按人头付费早期医院会赢利但后期有可能亏损。

(三)乡镇卫生院

本次调查走访了金山镇卫生院、略平镇卫生院、白马关镇卫生院共 3 个镇卫生院,各镇卫生院中均有 1 人或 2 人负责管理新农合并且这些人员均为临聘人员。临聘人员每月工资为1 000元左右(未扣除五险一金),医院均为临聘人员购买了五险一金。现镇卫生院所使用的建筑大都为震后重建的。现镇卫生院还未实施收支两条线,其中白马关镇卫生院的收入主要由患者就诊费用和财政拨付的人均 25 元的公共卫生事业费中的 28%构成。

(四)村卫生站

本次调查走访了白马关镇接引村卫生站、略平镇广安村及前龙村卫生站共 3 个村卫生站。3 个卫生站均为震后统一建设,建筑面积和室内布局均一致。村卫生站的医生均有乡村医生资格证或职业助理医师资格证。参合农民在村卫生站就诊之后先缴纳全部费用,之后再到乡镇卫生院报销。村卫生站医生只负责在新农合系统中录入参合农民就医情况,而乡镇卫生院垫付的报销资金由财政局将资金拨付给卫生局再转账给乡镇卫生院。各村卫生站不负责预防接种，只是进行宣传。预防接种和所建的健康档案均在乡卫生院。同时已经开展免费发放叶酸片和血防工作。各村卫生站均未播放过健康教育录像，前龙村卫生站反映无宣传碟，只有宣传资料。各村卫生站均有新农合报销公示，但公示单中均没有每位报销农民就诊的总费用，只有得到报销的金额。略平镇广安村卫生站医生反映较难开处方，因为村卫生站每次所开处方中基本药物金额不得超过15元，故每次报销金额最多为7元，同时有农民反映报销金额少。

七、村民访谈

本次调查中共访谈村民4人。各村民访谈内容如下：

（一）**2011年12月1日县人民医院**

某村民，11月18日住院，住院费5 600元，门诊费用140元，门诊已报销70元。家中共5人，家中所有人均已参加新农合，月均收入约3 000元。家中母亲由妻子在家照顾，自己外出务工。认为新农合比较好，是家庭的一种人身保障。

（二）**2011年12月1日白马关镇接引村**

村民1：家中共5人，4人参保，1人外嫁。反映不知道新农合如何报销，因为从来没有报销过。但是认为每年缴纳的参合费用可以接受。

村民2：家中2人，为老年人，均参加了新农合。2010年在县中医院住过院并报销过，所以报销程序比较清楚，而且认为报销程序比较方便。认为意外伤害不能报销，同时反映参合费每年在变动不稳定，而且涨幅比较大，认为明年参合费50元有点高。

（三）**2011年12月1日略平乡广安村卫生站**

某奶奶带其2岁孙女来该卫生站看病，但该村民非该村村民，但因家离这里较近故来此就医。其子女均外出务工，但每年也会参加新农合。问其是否能接受明年交参合费50元时，反映可以接受，并认为缴费提高，报销比例也应该相应提高。

访谈显示，总体上村民对新农合报销流程了解程度参差不齐；村民对报销内容和流程不是很清楚，只有报销过的参合农民才比较了解。同时有村民反映50元参合费用有点高，而且每年都在上涨，且上涨幅度较大。访谈中大部分参合农民均认为新农合较好，认为是一种人身保障。

第六章　广安市邻水县新农合调研报告

一、基本情况

邻水县位于广安市东南，丘陵地貌。截至 2010 年 12 月 31 日，邻水县总面积 1 919 平方公里，下辖 45 个乡镇，475 个行政村。总人口 102.390 3 万人，其中城镇人口 16.327 5 万人，农业人口 86.062 8 万人；农村人口中贫困人口 4.68 万人，五保人口 3 712 人。

县内共有医疗机构 55 家，其中，县级医疗机构 10 家，乡镇卫生院（包含社区卫生服务中心，如挂两个牌子计一家，下同）45 家，村卫生室（含社区卫生服务站，如挂两个牌子计一家，下同）475 家。编制床位数 1 909 张，实际开放床位数 1 897 张，其中县级医疗机构开放床位数 700 张，乡镇卫生院（含社区卫生服务中心）开放床位数 1 197 张。共有卫生技术人员 1 816 人，职业（助理）医师 698 人，注册护士 474 人。全县出院患者平均住院日为 6 天，病床使用率 81.5%。

二、新农合运行基本情况

邻水县的新农合于 2007 年启动，由属于卫生部门的新型农村合作医疗保险管理中心经办。

（一）参合情况

在各级部门的努力下，新农合得到广大农民的认可，参合人口由 2010 年的 64.194 8 万人上升到 2011 年的 85.64 万人，参合率达到 99.5%，居广安市第一位，全省前列，圆满完成了省级民生工程——参合率稳定在 95% 以上的目标任务。2011 年参合情况见表 6-1。

表 6－1　2011 年邻水县新农合参合情况

年份	参合人数（万人）	农业人口（万人）	参合率（％）
2011 年	85.64	86.06	99.5

（二）筹资情况

村干部及各级乡镇政府负责新农合保费的收缴工作。保费收缴完毕后汇总到乡财政所，再汇总到县财政局的新农合资金收入专户。2011 年筹资情况见表 6－2。

表 6－2　2011 年邻水县筹资情况

年份	筹资标准（元／人）						筹资总额（万元）
	个人筹资标准	个人缴费	各级财政补助标准				
			小计	国家	省	县	
2011 年	230	30	200	124	46.4	29.6	19 697.02

2011 年，全省新农合筹资标准为 230 元。参合农民个人缴费 30 元，各级财政补助 200 元，其中，中央补助 124 元，省级补助 46.4 元，县级补助 29.6 元。全年应筹集基金 19 696.74 万元，截至 5 月 31 日已到位 12 666.14 万元，基金到位率 64.31％。其中，参合农民个人缴费 2 569.14 万元（含民政为特殊人员代缴 140.4 万元）已全部到位。

（三）基金分配及使用

1. 门诊基金

2011 年，一般门诊统筹基金按 65 元／（人·年）提取，主要用于一般门诊医疗费用（含一般诊疗费）的补偿。总额占 2011 年基金筹集总额的 28.3％。

特种疾病大额门诊补偿基金用于特殊病种门诊费用。

2. 住院统筹基金

住院统筹基金用于参合农民住院补偿。

3. 风险基金

风险基金分年度从合作医疗基金中按比例提取。风险基金总体规模保持在当年统筹基金总额的 10％。达到 10％的不再继续提取。

（四）补偿情况

1. 一般门诊费用补偿待遇

邻水县于 2010 年 1 月 1 日启动门诊统筹补偿（表 6－3）。

表 6-3　2011 年邻水县新农合门诊统筹待遇

项　目	标　准
补偿范围	门诊费用（不受目录、异地就医影响）
起付线	0 元
补偿比	60%
封顶线	50 元×每户人数
报销机构	乡（镇）、村定点医疗机构 〔由于村卫生室正在进行基本药物制度改革，2011 年，村卫生室未开展门诊统筹补偿工作，门诊报销只在乡（镇）级定点医疗机构〕

2011 年，实行门诊次均费用限额制度。村卫生室次均费用控制在 20 元以内；乡镇卫生院控制在 35 元以内；中心卫生院（含县妇幼保健院、计划生育指导站、社区卫生服务中心）控制在 60 元以内；民营医疗机构控制在 50 元以内；县级医疗机构控制在 80 元以内。以年为单位核算。

2. 特殊疾病大额门诊补偿待遇

邻水县将系统性红斑狼疮、重性精神病（主要包括精神分裂症、双向障碍、偏执性精神病、分裂情感障碍等）、白血病、再生障碍性贫血、各类器官移植后用药、尿毒症肾透析、恶性肿瘤放化疗等疾病确定为新农合大额门诊补偿特殊病种。特殊疾病大额门诊的补偿方案见表 6-4。

表 6-4　2011 年邻水县特殊疾病大额门诊补偿方案

病　种	起付线（元）	补偿比（%）	封顶线（元）
系统性红斑狼疮、重性精神病	0	70	1 000
白血病、再生障碍性贫血、各类器官移植后用药、尿毒症肾透析、恶性肿瘤放化疗	0	65	50 000

3. 住院统筹补偿方案

（1）补偿范围：包括参合患者在定点医疗机构住院期间发生的符合《四川省新型农村合作医疗用药目录》、《四川省新型农村合作医疗诊疗服务项目范围》、《国家基本药物目录》、《国家基本药物四川省基层补充药品目录》的药品费、手术费、材料费、住院费、治疗费、检验费、检查费等；特殊治疗项目及支付部分费用的特殊检查费、特殊材料费。

注：①特殊治疗是指血液透析、介入治疗。②特殊检查是指计算机体层摄

影（CT）、单光子发射计算机体层摄影（SPECT）、磁共振等检查。③住院期间使用的新农合基金支付部分费用的诊疗项目，单次（项）特殊检查（治疗）费用按80％计入可报销金额；单次（项）特殊治疗性的材料费用，5 000元以内全额计入可报销金额，超过5 000元的部分不予计入可报销金额。

（2）不予补偿的住院医疗费用包括：①在当地新型农村合作医疗非定点医疗机构就诊的医疗费用不予补偿；②挂号费、病历工本费、院外会诊费、差旅费、招待费、生活补助费、出诊费、就诊或转诊交通费、空调费、陪护费、护工费、洗理费、门诊煎药费、膳食费等；③因违法犯罪、酗酒、斗殴、自杀、自残等产生的医药费用，包用或超标准病房的费用，交通事故、安全生产事故、医疗事故等产生的医药费用；④计划生育四项手术（放置或取出宫内节育器、流产术、引产术、节育及再通术）、医学美容医药费、滋补营养品支出；⑤基因诊断、戒毒治疗、保健按摩、家庭病床、非基本医疗支出等费用；⑥洗牙、镶牙、验光、配镜、装配假眼、非功能性所需的手术矫形产生的医药费用；⑦有他方赔偿责任的意外伤害。

（3）补偿待遇：可报销费用指参合农民住院医疗总费用在扣除起付标准、自付药品费和其他不予补偿的费用后的总额。补偿比指补偿费用占可报销费用的比例。

1）一般参保人住院待遇详见表6-5。

表6-5　2011年邻水县住院统筹补偿待遇

	医院类别	起付线（元）	补偿比（％）	封顶线（元）
邻水县	乡镇卫生院	100	85	50 000（封顶线全年累计计算，包括住院补偿、特殊病种大额门诊补偿、正常产住院分娩补助、一般门诊统筹）
	中心卫生院	150	80	
	县级医疗机构	200	70	
	市级医疗机构	400	60	
异地	市级定点医疗机构	600	55	
	省级及省外定点医疗机构	700	50	
	非定点医疗机构	800	40	

需要说明的是：

①县妇幼保健院、县计划生育指导站按中心卫生院标准执行；县内民营定点医疗机构按县级医疗机构标准执行。

②农村五保户的报销起付线为0元，且报销比例在一般参保人基础之上再

提高 10%。

③中医药（中成药除外）报销比例提高 10%。

④报销保底线。参合农民住院医疗费用扣除起付线后的 30% 为住院费用报销的最低线，即报销费用低于扣除起付线后医疗费用的 30% 时，按 30% 报销。差额部分分别由定点医疗机构（住院费用发生在县级及以下医疗机构）和统筹基金（住院费用发生在县外医疗机构）支付。

⑤既参加新农合又参加商业医疗保险的农民出院后，应先到保险公司办理理赔；然后凭住院医疗费用发票、清单、出院小结复印件及保险公司结报补偿证明等材料，县内就医在所住医院，县外就医在乡镇定点医院按规定办理补偿。新农合补偿时按正常程序审核，但两次补偿累计不得超过其医疗总费用。

2）定额补助待遇：正常生产住院分娩和结核病实行定额补助，补助标准如表 6-6 所示。

表 6-6　2011 年邻水县新农合定额补助待遇

病　种	标　准
正常生产住院分娩	400 元/人
结核病	400 元/人

3）大额住院医疗费用二次补偿：参合农民在医疗机构获得补偿后，自付部分的医疗费用超过 5 万元的，可以获得二次补偿（表 6-7）。

表 6-7　2011 年邻水县大额住院医疗费用二次补偿标准

自付金额（万元）	补偿比
5~10	10%
>10	20%

4. 补偿流程

（1）门诊报账流程：由于村卫生室正在进行基本药物制度改革，2011 年，村卫生室未开展门诊统筹补偿工作。门诊报销只在乡（镇）级定点医疗机构。异地门诊到户口所在地乡镇卫生院报销。门诊报销流程见图 6-1。

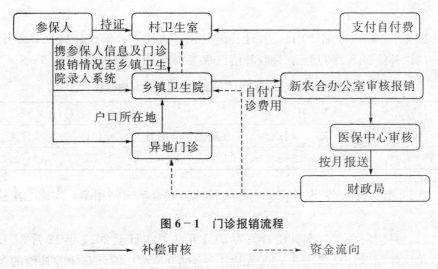

图 6-1　门诊报销流程

$\longrightarrow$ 补偿审核　　$--\rightarrow$ 资金流向

（2）住院补偿流程：参合农民持证就医入院接受治疗，出院时在医院财务处结算全部医疗费用，再至旁边的新农合办公室审核报销。报销费用暂由医疗机构垫付，按月报新农合管理中心审核。审核通过后由财政专户拨付至医疗机构账户。异地就医者回户口所在地医疗机构报销。住院补偿流程见图 6-2。

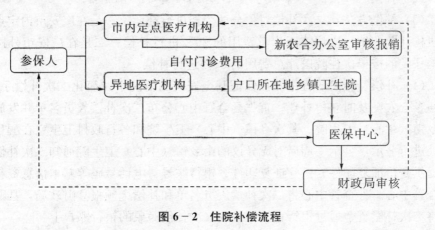

图 6-2　住院补偿流程

$\longrightarrow$ 补偿审核　　$--\rightarrow$ 资金流向

由于邻水县毗邻重庆，邻水农民经常选择到重庆医院就医。因此，邻水县新农合管理中心与位于重庆的西南医院、第三军医大附属医院、重庆人民医院签订协议。凡邻水县参合者在这 3 家医院就医，可实行直报。医疗费用无目录限制，按医疗总费用的 35% 进行报销。

5. 基金补偿情况

截至 2011 年 11 月 30 日，共计补偿546 100人次，补偿金额14 481.30万元，其中门诊补偿1 478.05万元，住院补偿13 003.25万元。补偿情况见表6-8。

表 6-8 邻水县 2011 年 1~11 月基金补偿情况

年份	补偿人次			补偿金额（万元）		
	合计	门诊	住院	合计	门诊	住院
2011 年	546 100	483 803	62 297	14 481.30	1 478.05	13 003.25

2011 年 11 月，邻水县合管中心为保证新农合基金使用率，实施二次补偿政策。

（1）补偿对象：二次补偿对象为 2011 年 1 月 1 日至 2011 年 12 月 31 日报账且单次住院医疗总费用在3 000元以上（含3 000元）的已获住院补偿的参合农民。

门诊统筹补偿、特殊病种大额门诊、住院正常分娩定额补偿、结核病定额补偿对象非本次补偿对象。

（2）补偿时间：2011 年 12 月 1 日至 2011 年 12 月 31 日。

（3）补偿方法：二次补偿对象分两个档进行补偿。一是在广安市内定点医疗机构住院的按单次住院医疗总费用的 20％进行补偿；二是在广安市外医疗机构住院的按单次住院医疗总费用的 30％进行补偿。

（4）补偿资金发放程序：在保证基金安全的情况下，简化二次补偿手续，方便参合农民及时获得补偿。首先县合管中心公布二次补偿人员名单并发放到各乡镇（中心）卫生院。其次乡镇（中心）卫生院和各行政村卫生室在醒目位置处进行公示，公示一周后对无异议的由乡镇（中心）卫生院通知二次补偿对象提供身份证复印件、医疗证复印件、银行账号、电话号码等基本信息资料给县合管中心。县合管中心将二次补偿人员名单和补偿金额报县财政局，县财政局将二次补偿资金通过银行直接划拨到二次补偿对象的银行账户上。

三、管理基本情况

邻水县于 2007 年 1 月 1 日启动新农合，由邻水县人民政府主管，新型农村合作医疗管理中心负责经办。邻水县新型农村合作医疗管理中心由邻水县卫生局主管，是和卫生局同级的正科级单位。

（一）邻水县合管中心基本情况

1. 合管中心职责

（1）按照新农合定点医疗机构准入条件确定定点医疗机构，并与定点医疗机构签订协议。

（2）按照合作医疗基金和会计核算办法管理和使用基金，做到基金专户储存、专账管理、专款专用、封闭运行，保证基金安全合理有效使用。

（3）管理合作医疗基金账目，编制基金预决算；审核并补偿参合农民的医疗费用。

（4）规范管理新农合档案资料，建立参合农民登记和医疗费用补偿台账。

（5）审核参合农民转诊转院。

（6）检查、监督定点医疗机构的服务行为和执行新农合管理规章制度，包括医疗行为、服务质量、医疗收费、药品价格、补偿程序、补偿兑现等，及时纠正违规行为。

（7）定期向社会公众公示合作医疗基金收支和使用情况。

（8）收集、汇总、分析新农合运行信息，按规定填报各种统计报表。

（9）调查处理新农合工作中发生的案件及群众举报、投诉等。

（10）参与新农合统筹补偿方案测算、方案制定和调整工作；促进开展宣传动员和农民资金收缴工作。

2. 机构设置

邻水县合管中心设有办公室、内审科、审核科、稽查科、档案室五个科室。其中办公室负责中心日常工作；内审科负责管理中心内部稽查及对定点医疗机构的抽查；审核科负责审核定点医疗机构上报的报销情况，确定垫付资金额度，如发现有不合理费用支出，则送稽查科处理；稽查科负责处理重大案件及群众举报；档案室负责档案管理。

实际工作中，每个工作人员的具体工作并未完全区分开来，存在一人多岗现象。如办公室主任同时兼任系统管理员，办公室工作人员兼任审核员。中心副主任除日常管理外，还负责2个定点医疗机构资料审核工作。

3. 合管中心人员配备情况

合管中心在岗15人。在岗人员中有6人在编，其余9人为借调人员。邻水县合管中心人员配备情况详见表6-9～表6-12。

表6-9　邻水县合管中心工作人员年龄构成

年　龄	人数	比　例
25 岁以下	0	0%
25～34 岁	4	26.67%
35～44 岁	5	33.33%
45～54 岁	6	40%
55～59 岁	0	0%
60 岁及以上	0	0%

表6-10　邻水县合管中心工作人员文化程度

文化程度	人数	比　例
大学本科及以上	2	13.33%
大专	4	26.67%
高中或中专	2	13.33%
高中以下	7	46.67%

表6-11　邻水县合管中心工作人员专业背景

专业背景	人数	比　例
医学及相关专业（临床、预防、药学）	10	66.67%
卫生事业管理或医疗保险	0	0%
财务、会计专业	3	20.00%
计算机专业	1	6.67%
其他	1	6.67%

表6-12　邻水县合管中心工作人员职称情况

职　称	人数	比　例
高级职称	1	6.67%
中级职称	8	53.33%
初级职称	5	33.33%
其他	1	6.67%

（二）定点医疗机构管理

1. 定点医疗机构确定方式

邻水县卫生局于 2007 年 3 月 29 日发文《邻水县卫生局关于印发〈邻水县新型农村合作医疗定点医疗机构管理办法（试行）〉的通知》（邻卫〔2007〕

68 号）。此文规定了医疗机构成为定点医疗机构的条件、审批程序、权利义务、医疗服务管理及奖惩管理。

2. 合作方式——签订协议

协议中规定了双方的权利和义务。文件中附有《邻水县新型农村合作医疗定点医疗机构责任协议书》和《邻水县新型农村合作医疗村卫生室定点责任协议书》。

3. 费用支付

（1）费用支付方式：按服务项目付费。

（2）费用结算周期：月。费用按月结算，从医疗机构的访谈中得知，医疗机构每月垫付补偿金压力较大，尤其是乡镇卫生院。定点医疗机构希望可以采用总额预算方式或是给予一定额度的周转金。

（3）费用结算方式：财政结算。定点医疗机构按月将补偿情况报合管中心，中心审核后报财政部门，财政部门将资金由新农合支出专户划拨至定点医疗机构账户。

（三）信息管理系统

邻水县新农合采用省厅统一的新农合信息管理系统，系统建设已普及到乡镇卫生院。租用网络费用由财政局统一支付，不包含在中心管理费用中。

（四）信息披露与监督

按月进行补偿信息公示，公示方法有：

1. 各级医疗机构补偿信息公示栏

一般在报账窗口旁公示在本机构就医获得补偿的每一例城乡居民医疗保险参保人的具体补偿信息。按月公示。

2. 各村组补偿信息公示栏

公布本村组获得补偿的每一位农民医疗保险参保人的具体补偿信息。按月公示。

新农合运行接受邻水县卫生局、邻水县政府、邻水县人大、邻水县政协和广大人民群众的监督。邻水县审计局每 2 年对新农合资金进行一次审计，审计局人士表示除第一年外，每次审计都或多或少有些问题，具体结果未详谈。

四、与其他部门协作

（一）与民政部门的协作

1. 民政医疗救助对象及确认标准

表 6 - 13 示邻水县医疗救助对象及确认标准。

表 6 - 13　邻水县医疗救助对象及确认标准

地区	救助对象	确认标准	
		2010 年	2011 年
农村	低保户	家庭年人均收入 696 元	家庭年人均收入 1 195 元
	五保户	无劳动能力、无经济收入、无法定赡养人	无劳动能力、无经济收入、无法定赡养人
	优抚对象	7~10 级残疾老红军、病故军人遗属、因公牺牲军人遗属、退休军人	
城市	低保户	家庭月人均收入 175 元	家庭月人均收入 215 元
	三无人员	无劳动能力、无经济收入、无法定赡养人	无劳动能力、无经济收入、无法定赡养人

2. 民政救助资金来源

民政救助资金主要来自于中央、省、市、县（区）的民政救助资金。

3. 民政医疗救助方式

（1）资助参加城乡居民医疗保险：对救助对象全额资助参保。

（2）大病救助：2011 年，邻水县民政部门对医疗保险报销后自付医疗费用超过 2 万元的居民实施大病救助，救助标准如表 6 - 14 所示。

表 6 - 14　2011年邻水县大病救助标准

人　群	补偿比（%）	封顶线（元）
一般人群	10	6 000
精神病患者	70	6 000
癌症患者	5~10	6 000
白血病、尿毒症、再生障碍性贫血	25	6 000
优抚患者	40	6 000
低保户、五保户、孤儿	20	6 000

（3）临时救助：低收入人群、边缘人群可申请临时救助，救助标准为 100~200 元/人。

4. 医疗救助基金运行

五保户、低保户参合者在邻水县境内定点医疗机构就医可在出院时获得一站式报销服务。

异地就医参合者需持低保证或五保证到户口所在地的乡民政所申请救助，乡民政所上报县民政局审核，审核通过后报县财政局，由县财政局拨付资金到乡财政所，然后由乡财政所拨付到乡民政所，再由乡民政所支付给救助对象，现金或转账均可。

5. 民政信息与医保中心信息共享

（1）系统信息共享。新农合信息管理系统中内嵌有民政管理部分，民政工作人员可进入系统确认救助对象身份，获取救助对象新农合补偿信息。

（2）日常工作临时联系。

6. 民政救助基本情况

邻水县共有贫困人口58 664人，五保户4 528人。2010年医疗救助情况如表6-15所示。

表6-15 2010年邻水县医疗救助情况

项　　目	人次/金额
救助总人次	10 742
城市	1 787
农村	8 955
救助金额（万元）	984.42
城市	225.76
农村	758.66
医疗救助补偿（万元）	—
代缴参合费（万元）	89.6

（二）与财政部门的协作

1. 邻水县财政基本情况

邻水县财政基本情况详见表6-16。

2. 新农合基金与财政

财政部门主要负责新农合基金的管理与支付。

村干部和乡镇政府将农户保费收集起来后，存入乡镇新农合财政收入专户，后汇总至邻水县财政局新农合财政专户。管理中心审核各定点医疗机构报来的补偿信息后，将支付汇总信息及医疗保险基金支付申请表报至财政局，财政局审核无误后，从医疗保险基金支出专户将基金拨付至垫付补偿基金的各定点医疗机构账户。做到中心管账不管钱，财政部门管钱不管账，基金封闭运行。

表 6-16　2010 年邻水县基本财政情况

项　目	金　额
全年国内生产总值（万元）	1 055 232
农民年人均纯收入（元）	5 321
农民年人均卫生支出（元）	—
全县全年财政收入（万元）	61 436
本级财政收入（万元）	61 436
全县全年财政支出（万元）	190 806
卫生事业经费支出（万元）	19 553
本地农村贫困标准〔元/（人•年）〕	696

五、参保人意见

我们总共走访了柑子镇中心卫生院、龙安镇卫生院、观音镇卫生院和邻水县人民医院，分别访谈 14 名参合农民（包括男性和女性，其中有老人，也有中青年；有外出务工返乡人员，也有本地居住人员）。通过访谈，我们了解到以下情况：

（1）实行新农合以来，大部分农民都是自愿参加，也有 2 名农民反映村干部以扣农业补贴为威胁，强迫其参合。访谈对象都认为 50 块钱的参合费用能负担得起，以后逐步提高的话，也能负担。

（2）部分农民反映实行门诊统筹之前，政府存在违规用积累的家庭账户基金来充抵参合费用的现象。实行门诊统筹后，由于资金不能结余，更不能充抵参合费用，加之农民对政策不了解，农民有不满和抵触情绪。对农民具体说明家庭账户和门诊统筹的区别后，基本上都倾向于家庭账户。

（3）农民对新农合的政策不了解，新农合的政策宣传工作也不到位，主要是通过收参合费时发宣传单的形式进行宣传。

（4）大手术或者大病的垫资负担比较重，希望新农合能实现垫付（预付）。

（5）总的来说，大家都比较支持新农合政策。

（6）异地就医报销比较麻烦，而且有时找不到乡镇的经办人员，或者排队的人比较多。

（7）本地就医保障程序比较方便。

第七章　乐山市五通桥区新农合调研报告

一、基本情况

五通桥区位于乐山市，丘陵地貌，三面环水，人称小西湖。截至 2010 年 12 月 31 日，五通桥区总面积为 474 平方公里，下辖 12 个乡镇，151 个行政村。总人口 31.816 7 万人，其中，城镇人口 13.272 2 万人，农业人口 18.544 5 万人；农业人口中贫困人口 1.079 1 万人，五保人口 0.126 5 万人。

全区共有医疗机构 278 家，其中，县级医疗机构 4 家，乡镇卫生院（包含社区卫生服务中心，如挂两个牌子计一家，下同）12 家，村卫生室（含社区卫生服务站，如挂两个牌子计一家，下同）182 家。编制床位数 1 532 张，实际开放床位数 1 659 张，其中区级医疗机构开放床位数 600 张，乡镇卫生院（含社区卫生服务中心）开放床位数 522 张。共有卫生技术人员 1 537 人，职业（助理）医师 634 人，注册护士 426 人。全区出院患者平均住院日为 7 天，病床使用率为 75%。

二、新农合运行基本情况

五通桥区新农合于 2006 年下半年筹划，2007 年 1 月 1 日正式启动。2010 年，五通桥区新型农村合作医疗保险与城市居民医疗保险合并为五通桥区城乡居民医疗保险。2011 年，城乡居民医疗保险分两档筹资，其中一档为原新农合筹资标准，二档为原城市居民医疗保险筹资标准。不同缴费档次对应相同的补偿范围，不同的名义补偿比。至此，打破原有制度的身份限制，城乡居民可自愿选择缴费档次参保。以下统计数据均为城乡居民中农民的医疗保险情况。

（一）参合情况

2011 年，五通桥区参合农民 174 670 人，其中一档 173 299 人，二档

1 371 人，99.22％的农民选择一档参保，只有 0.78％的农民选择二档参保。参合情况见表 7-1。

表 7-1 2011 年五通桥区年新农合参合情况

	参合人数	参合率
一档	173 299	99.22％
二档	1 371	0.78％
合计	174 670	100％

（二）筹资情况

村干部及各乡镇政府负责农户城乡医疗保险的收缴工作。

2011 年，城乡居民医疗保险分两档筹资。一档筹资标准为 230 元/人，个人缴费 30 元/人；二档筹资标准为 380 元/人，个人缴费 180 元/人；政府补贴均为 200 元/人。2011 年基金收入总额为 40 528 320.61 元，其中个人缴费筹资5 445 750元，各级财政补助34 934 000元，结转结余148 570.61元（表 7-2）。

表 7-2 2011 年五通桥区年筹资情况

	筹资标准（元/人）							基金收入总额（元）
	个人筹资标准	个人缴费	各级财政补助标准					
			小计	国家	省	市	区	
一档	230	30	200	124	40.4	8.9	26.7	40 006 400.61
二档	380	180	200	124	40.4	8.9	26.7	521 920.00

城乡居民补充医疗保险（以下简称补充保险）由中保健康乐山市中心支公司提供，城乡居民自愿参保。选择购买补充保险的参保人，由基金补助 10 元，其余部分由个人缴付。

（三）补偿情况

1. 补偿范围

乐山市城乡居民医疗保险与城镇职工基本医疗保险均按照《四川省城镇职工基本医疗保险药品目录》及《四川省城镇职工基本医疗保险诊疗项目目录》的规定进行补偿。

城乡居民医疗保险制度不予支付的项目包括：工伤，由第三方责任人导致的外伤，已由生育保险支付的生育医疗费用及境外就医。对于由第三方责任人导致的外伤，如第三方责任人逃逸或无力支付费用，则由医疗保险先行垫付，但保留向第三方追偿的权利。

2. 补偿标准

2010 年，五通桥区开始实施门诊统筹制度；2011 年，门诊统筹制度进一步实施。参保人在本区定点医疗机构发生的门诊费用、在乐山市定点医疗机构及乐山市以外的医疗机构发生的住院医疗费用，符合乐山市基本医疗保险《药品目录》和《诊疗项目目录》的规定部分，由基金按比例进行补偿。补偿标准详见表 7-3。

表 7-3　2011 年 1~6 月五通桥城乡居民医疗保险待遇

项目				一档	二档
基本医疗保险	住院医疗待遇	起付线（元）	社区、乡镇卫生院	120	
			一级和未定级医院	200	
			二级医院	350	
			三级医院	650	
			异地住院	800	
		封顶线（元）		31 000	80 000
		支付比例	社区、乡镇卫生院	75%	80%
			一级和未定级医院	65%	75%
			二级医院	60%	70%
			三级医院	45%	60%
			异地住院	35%（大学生按本地标准结算）	55%（大学生按本地标准结算）
			住院单病种	恶性肿瘤手术及放疗、化疗，慢性肾衰竭透析治疗，肾移植术后治疗的费用，以及学生（含大学生）和儿童治疗先天性心脏病、白血病的手术、放疗、化疗住院费用，不分医院等级，均按本地 70%、异地 50% 支付	恶性肿瘤手术及放疗、化疗，慢性肾衰竭透析治疗，肾移植术后治疗的费用，以及学生（含大学生）和儿童治疗先天性心脏病、白血病的手术、放疗、化疗住院费用，不分医院等级，均按本地 85%、异地 75% 支付

基本医疗保险	普通疾病门诊		在定点医院发生的普通门诊费按 30％报销，年最高支付 60 元（大学生门诊按筹资额 30％划入资金，由学校定点医院门诊包干使用）	
	特殊疾病门诊	A 类	病种	糖尿病、原发性高血压、精神病、癫痫、帕金森病（震颤麻痹）、结节病、慢性肾上腺皮质功能减退症、席汉综合征	
			起付线（元）	150	150
			支付比例	60％	70％
			支付限额（元）	1 000	1 200
		B 类（按住院管理结算）	起付线（元）	同住院起付线标准，在一个自然年度内只负担一次	
			支付比例	恶性肿瘤放疗、化疗，慢性肾衰竭透析治疗和肾移植术后治疗的费用，不分医院等级，按本地 70％、异地 50％支付；白内障人工晶状体置换术及其余病种在就诊医院住院支付比例基础上增加 5％，异地统一为 35％；异地起付线标准同异地住院	恶性肿瘤放疗、化疗，慢性肾衰竭透析治疗，肾移植术后治疗的费用，不分医院等级，按本地 85％、异地 75％支付；白内障人工晶状体置换术及其余病种在就诊医院住院支付比例基础上增加 5％，异地统一为 55％；异地起付线标准同异地住院
			支付限额（元）	纳入住院统筹基金支付最高限额计算	
	医用材料费用个人先付比例			材料单价在 100～1 000 元的个人先付比例为 20％；1 001～10 000 元的个人先付比例为 30％；10 001～30 000 元的个人先付比例为 40％；30 001～50 000 元的个人先付比例为 50％；50 001 元以上的个人先付比例为 60％	
	生育医疗费限价规定			符合计划生育政策的正常分娩和符合医学指征的剖宫产住院费，按医院等级限价及支付比例纳入统筹基金支付；正常分娩和剖宫产限价分别为：三级医院 1 600 元、3 000 元，专科和二级医院 1 400 元、2 400 元，一级和未定级医院 1 200 元、2 000 元	

补充医疗保险	年缴费：16元/人；住院赔付比例本地10%，异地8%（含学生意外伤害）；高额赔付比例：本地50%，异地30%；赔付限额15万元（成人意外伤害、生育免赔）	年缴费：成人45元/人，学生儿童25元/人；住院赔付比例15%（学生意外伤害20%）；高额赔付比例：本地70%，异地60%；赔付限额15万元（成人意外伤害、生育免赔）

2011年7月，五通桥区根据城乡居民医保基金使用情况，调整了待遇水平，并于2011年7月1日开始按照新的待遇水平支付（表7-4）。

表7-4　2011年7月～12月五通桥城乡居民医疗保险待遇

			项目	一档	二档
基本医疗保险	住院医疗待遇	起付线（元）	社区、乡镇卫生院	120	
			一级和未定级医院	200	
			二级医院	350	
			三级医院	650	
			异地住院	800	
		封顶线（元）		50 000	92 000
		支付比例	社区、乡镇卫生院	85%	88%
			一级和未定级医院	73%	83%
			二级医院	70%	80%
			三级医院	58%	73%
			异地住院	48%（大学生按本地标准结算）	68%（大学生按本地标准结算）
		住院单病种		恶性肿瘤手术及放疗、化疗，慢性肾衰竭透析治疗，肾移植术后治疗的费用，以及学生（含大学生）和儿童治疗先天性心脏病、白血病的手术、放疗、化疗住院费用，不分医院等级，均按本地80%、异地70%支付	恶性肿瘤手术及放疗、化疗，慢性肾衰竭透析治疗，肾移植术后治疗的费用，以及学生（含大学生）和儿童治疗先天性心脏病、白血病的手术、放疗、化疗住院费用，不分医院等级，均按本地90%、异地80%支付

基本医疗保险		普通疾病门诊	在定点医院发生的普通门诊费按50%报销，年最高支付100元；在政府举办的乡镇卫生院、中心卫生院、社区卫生服务中心发生的一般诊疗费10元/人次（含挂号、诊疗、注射费）纳入门诊统筹支付（大学生门诊按筹资额30%划入资金，由学校定点医院门诊包干使用）	
	特殊疾病门诊	A类	病种	糖尿病、原发性高血压、精神病、癫痫、帕金森病、结节病、慢性肾上腺皮质功能减退症、席汉综合征	
			起付线（元）	150	150
			支付比例	60%	70%
			支付限额（元）	1 000	1 200
		B类（按住院管理结算）	病种	恶性肿瘤放疗、化疗，慢性肾衰竭透析治疗和肾移植	
			起付线（元）	同住院起付线标准，在一个自然年度内只负担一次	
			支付比例	恶性肿瘤放疗、化疗，慢性肾衰竭透析治疗和肾移植术后治疗的费用，不分医院等级，按本地70%、异地50%支付；白内障人工晶状体置换术及其余病种在就诊医院住院支付比例基础上增加5%，异地统一为35%；异地起付线标准同异地住院	恶性肿瘤放疗、化疗，慢性肾衰竭透析治疗，肾移植术后治疗的费用，不分医院等级，按本地85%、异地75%支付；白内障人工晶状体置换术及其余病种在就诊医院住院支付比例基础上增加5%，异地统一为55%；异地起付线标准同异地住院
			支付限额（元）	纳入住院统筹基金支付最高限额计算	
	医用材料费用个人先付比例			材料单价在100~1 000元的个人先付比例为20%；1 001~10 000元的个人先付比例为30%；10 001~30 000元的个人先付比例为40%；30 001~50 000元的个人先付比例为50%；50 001元以上的个人先付比例为60%	

基本医疗保险	生育医疗费限价规定	符合计划生育政策的正常分娩和符合医学指征的剖宫产住院费，按医院等级限价及支付比例纳入统筹基金支付；正常分娩和剖宫产限价分别为：三级医院1 600元、3 000元，专科和二级医院1 400元、2 400元，一级和未定级医院1 200元、2 000元	
	补充医疗保险	年缴费：16元/人；住院赔付比例本地10%，异地8%（含学生意外伤害）；高额赔付比例：本地50%，异地30%；赔付限额15万元（成人意外伤害、生育免赔）	年缴费：成人45元/人，学生儿童25元/人；住院赔付比例15%（学生意外伤害20%）；高额赔付比例：本地70%，异地60%；赔付限额15万元（成人意外伤害、生育免赔）

3. 补偿流程

（1）一般门诊补偿流程：参保人在乐山市内定点医疗机构就医发生门诊费用时，均可实现直报销。即参保人只支付自付部分费用，统筹基金支付部分由各级医疗机构暂时垫付，按月结算。具体补偿流程如图7-1所示：

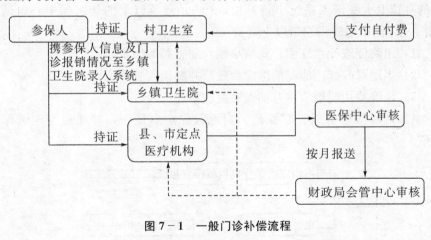

图7-1　一般门诊补偿流程

────▶ 补偿审核　　　-------▶ 资金流向

（注：财政局会管中心即财政局会计管理核算中心的简称，后同）

（2）特殊疾病门诊补偿流程：五通桥区的特殊疾病门诊分为A、B两类。A类包含糖尿病、原发性高血压、精神病、癫痫、帕金森病（震颤麻痹）、结节病、慢性肾上腺皮质功能减退症、席汉综合征；B类包含恶性肿瘤放疗、化疗，慢性肾衰竭透析治疗和肾移植及白内障人工晶状体置换。享受特殊疾病门诊报销须先向医保中心申请特殊疾病门诊医疗卡。报销时，携特殊疾病门诊医疗卡、门诊处方、门诊发票到相关机构报销。具体补偿流程如图 7-2 所示。

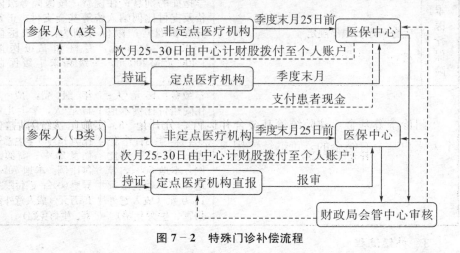

图 7-2　特殊门诊补偿流程

————▶ 补偿审核　　　------▶ 资金流向

（3）住院补偿流程：乐山市内定点医疗机构发生的住院医疗费用可以直报销，乐山市外医疗机构住院发生的住院医疗费用，10 000元以下的回户籍所在地的乡镇卫生院录入系统申请补偿，10 000元及以上的到医保中心申请补偿（图 7-3）。申请时需携带以下资料：

1）出院证或死亡证明、病情小结并加盖医院印章。

2）当地财政部门监制的医疗费发票并加盖医院印章。

3）住院费用明细清单并加盖医院印章。

4）就诊医院等级证、性质、当地医保定点证明，并加盖当地医保确认印章。

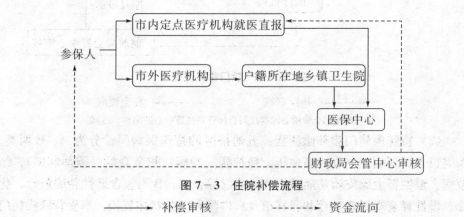

图 7-3　住院补偿流程

————▶ 补偿审核　　　------▶ 资金流向

5) 五通桥区医保参保人员转院审批表。

6) 患者身份证复印件一份。

7) 转账支付需提供患者农行存折复印件一份。

8) 意外伤害、剖宫产住院需提供入院记录复印件并加盖医院印章。

审核通过后，由医保中心统一报合管中心审核。合管中心审核通过后，由财政专户将补偿款拨付至申请人农行个人账户。具体补偿流程见图7-3所示。

4. 基金补偿情况

门诊统筹基金与住院统筹基金合并运行，分开记账。实施门诊统筹后，原个人账户基金有结余的，可继续使用至2011年12月31日。2012年1月1日起，个人账户基金将结转至统筹基金，个人不能再继续使用。截至2011年11月30日，基金共补偿102 656人次，其中门诊补偿86 586人次，住院补偿16 070人次；补偿金额合计27 502 922.17元，其中门诊补偿2 051 188.16元，住院补偿25 451 734.01元；住院补偿比为54.93%（表7-5）。

表7-5 2011年1~11月基金补偿情况

补偿人次			补偿金额（元）			补偿比
合计	门诊	住院	合计	门诊	住院	
102 656	86 586	16 070	27 502 922.17	2 051 188.16	25 451 734.01	54.93%

三、管理基本情况

五通桥区于2007年启动新农合。

2007年至2008年5月12日，新农合由卫生部门下设的新农合管理中心管理。2008年5月，五通桥区启动城市居民医疗保险，5月13日，新农合管理中心同人力资源与社会保障局下设的医疗保险基金管理中心合并。管理机构合并后，新农合制度得以保留，与城市居民医疗保险制度、城镇职工医疗保险制度并行，统一由医疗保险基金管理中心管理。

2010年新型农村合作医疗保险制度与城市居民医疗保险制度正式合并，统称城乡居民医疗保险制度。城乡医疗保险制度与城镇职工医疗保险制度统一由乐山市人力资源与社会保障局管理，由其下设的医疗保险基金管理中心经办。

（一）五通桥区医疗保险基金管理中心基本情况

1. 管理中心职责

五通桥区医疗保险基金管理中心的主要职责是贯彻执行乐山市人民政府、

乐山市人力资源与社会保障局、五通桥区人民政府、五通桥区人力资源与社会保障局制定的医疗保险政策，监管医疗保险运行及基金安全，经办医疗保险业务。具体业务见各股室工作职责。

2. 管理中心机构设置及其职责

管理中心下设征集股、计财股、医管股、稽核股、办公室五个部门。

（1）征集股工作职责：

1）居民参保及保费征收；

2）医疗保险证发放、挂失及补办；

3）保费催缴。

（2）计财股工作职责：

1）单位参保及个体参保人员医疗保险费的征缴、上账、制票工作；

2）由中心结算的异地住院报销医疗费用支付；

3）对医疗机构、药店等医疗费用的拨付；

4）个账拨付及对当月发生的医疗费用进行清算；

5）银行日记账的登记与核对；

6）与财政进行基金专户存款的核对；

7）医疗基金三险种的账务处理及财务报表上报；

8）年度基金收支预算与基金总决算的编制；

9）收付资料、会计档案的装订存档工作。

（3）医管股工作职责：

1）收取各定点医疗机构报来的基金支付汇总表；

2）对报表进行审核、清算、复核；

3）复核后报稽核股稽核。

（4）稽核股工作职责：

1）负责医疗保险基金收支的内部监督；

2）负责对参保单位申报的参保人数和申报工资的真实性进行稽核；

3）受理职工对涉及参保人数、缴费基数等问题的举报投诉，并进行处理；

4）配合劳动部门进行基金监督和清理回收被挤占挪用医保基金；

5）负责本中心业务办理程序的监督；

6）负责单位内控制度建设和执行情况的检查、评估和指导工作。

（5）办公室工作职责

1）负责中心内部协调与议定和安排事项的督促检查；

2）负责拟定中心年度工作计划，负责工作计划的分解，并督促工作计划的贯彻落实；

3）负责来信来访接待，对接访事宜负责解释与协调解决；

4）负责中心内外各种会议的会务工作，做好会议记录，协助领导贯彻落实会议确定的各项工作任务；

5）负责中心各类文件资料的收发、文字材料的拟定、信息报送和对外宣传工作；

6）负责做好印章管理工作，按照规定，做好公章、法人印章、医保中心介绍信的保管和使用工作，对各种更换的印章负责登记、保管；

7）负责中心内部后勤保障工作以及车辆管理工作；

8）完成领导交办的其他工作。

3. 管理中心人员配备情况

截至 2011 年年底，管理中心的 16 名在岗人员都有工作编制，整体文化程度较高，年龄构成较为年轻，专业背景较为齐全（表 7 - 6）。

表 7 - 6　五通桥区合管中心人员情况

人员情况	人数	人员情况	人数
在岗管理人员总数	16	在岗管理人员专业背景	
在编管理人员数	16	医学及相关专业（临床、预防、药学）	8
在岗管理人员文化程度		卫生事业管理或医疗保险	1
大学本科及以上	6	财务、会计专业	3
大专	10	计算机专业	3
高中或中专	0	其他	1
在岗管理人员的年龄构成		在岗管理人员职称状况	
～25 岁	1	高级职称	1
25～34 岁	8	中级职称	5
35～44 岁	3	初级职称	7
45～54 岁	4	其他	3
55～59 岁			
60 岁以上			

（二）定点医疗机构管理

1. 定点医疗机构确定方式

在新农合管理中心与医疗中心合并之前，定点医疗机构由新农合管理中心根据《四川省新型农村合作医疗定点医疗机构管理办法》审核确定。合并之后，乐山市政府发文规定：凡是城镇职工医疗保险定点医疗机构是所有保险制度的定点医疗机构。目前，五通桥区定点医疗机构包括：蔡金镇、辉山镇、桥沟镇、牛华镇、新云乡、金山镇、金粟镇、杨柳镇、竹根镇、石麟镇、冠英镇、西坝镇等 12 个乡镇的 184 个村卫生室，及乐山市内的 34 家医院（表7-7）。

表7-7 五通桥区定点医院

序号	医疗机构	序号	医疗机构
1	五通桥区人民医院	18	五通桥血栓病医院
2	金山镇中心卫生院	19	五通桥区金粟镇卫生院
3	五通桥区中医院	20	五通桥区辉山镇卫生院
4	五通桥区竹根镇卫生院	21	乐山凤来煤业医院
5	五通桥区杨柳镇卫生院	22	乐山吉祥医院
6	五通桥区石麟镇卫生院	23	五通桥金粟川康医院
7	五通桥区冠英镇卫生院	24	乐山市武警总队医院
8	五通桥区蔡金镇卫生院	25	乐山市人民医院
9	五通桥区妇幼保健院	26	乐山市市中区人民医院
10	五通桥东风医院	27	乐山市市中区肿瘤医院
11	五通桥盐化医院	28	乐山市妇幼保健院
12	五通桥中医院	29	乐山市中区妇幼保健院
13	乐山亚西医院	30	乐山市中医医院
14	五通桥区新云乡卫生院	31	乐山市市中区中医院
15	五通桥区桥沟镇卫生院	32	乐山市老年病专科医院
16	五通桥冠英杨家医院	33	乐山市骨科医院
17	西坝镇中心卫生院	34	乐山现代医院

2. 合作方式——医疗保险联席会议

2010 年以前，医保中心通过与定点医疗机构签订协议的方式确定双方的权利与义务。2011 年，五通桥区人民政府牵头，成立了由人力资源与社会保障局、卫生局、财政局、民政局、审计局组成的五通桥区医疗保险联席会议。该会议由医保中心承办，负责制定、调整医疗保险政策，协调各部门利益。

医疗保险政策调整前，联席会议组织各局代表征求意见，达成一致后，以联席会议的名义发布文件，规定各方权利与义务关系。各方遵照文件执行，医保中心按照文件监管。

3. 费用支付方式

2011 年以前，按项目付费；2011 年开始，总额预付。

（1）预付总额确定：按本年度城镇职工和城乡居民医疗保险预算征收总额，提取门诊个人账户、门诊统筹基金和调剂金后，作为住院医疗费预付基金总额。

（2）各定点医疗机构预付总额确定：根据各定点医疗机构 2010 年度各险种全年住院医疗费实际支付额（城乡居民医保为城镇居民医保和新农合实际支付额之和），参考医疗机构人员、床位、服务能力、执行医疗保险政策规范度、业务发展增量情况和区域扶持等因素设定调节系数，分险种计算各医疗机构本年度总额预付基金额度（表 7 - 8）。

表 7 - 8　五通桥区定点医疗机构预付基金总额

序号	医疗机构	基金月支付限额（调整前）（元）	基金月支付限额（调整后）（元）	次均费用（元）
1	五通桥区人民医院	469 411		3 500
2	金山镇中心卫生院	109 664		
3	五通桥区中医院	197 235		
4	五通桥区竹根镇卫生院	48 610		
5	五通桥区杨柳镇卫生院	62 709		
6	五通桥区石麟镇卫生院	68 207		
7	五通桥区冠英镇卫生院	57 644		
8	五通桥区蔡金镇卫生院	57 579		
9	五通桥区妇幼保健院	（按均次费用考核）		1 800
10	五通桥东风医院	31 971	37 982	
11	五通桥盐化医院	41 039		
12	五通桥中医院	（按均次费用考核）		2 200
13	乐山亚西医院	37 132	44 113	
14	五通桥区新云乡卫生院	37 492		
15	五通桥区桥沟镇卫生院	37 705		
16	五通桥冠英杨家医院	（按均次费用考核）		1 200

序号	医疗机构	基金月支付限额 （调整前）（元）	基金月支付限额 （调整后）（元）	次均费用 （元）
17	西坝镇中心卫生院	121 541		
18	五通桥血栓病医院	87 254	98 946	
19	五通桥区金粟镇卫生院	62 691		
20	五通桥区辉山镇卫生院	38 391		
21	乐山凤来煤业医院	63 259	71 736	
22	乐山吉祥医院	37 677	44 760	
23	五通桥金粟川康医院	43 694	51 908	
24	乐山市武警总队医院	156 449	212 145	6 000
25	乐山市人民医院	332 554	450 943	6 000
26	乐山市市中区人民医院	84 118	92 530	
27	乐山市市中区肿瘤医院	33 218	36 540	
28	乐山市妇幼保健院	（按均次费用考核）		2 000
29	乐山市中区妇幼保健院	（按均次费用考核）		1 800
30	乐山市中医医院	50 309	68 219	
31	乐山市市中区中医院	49 495	54 445	
32	乐山市老年病专科医院	90 180	109 118	
33	乐山市骨科医院	44 286	47 829	
34	乐山现代医院	（按均次费用考核）		2 000

（3）基金划拨与结算：区医保中心对医疗机构实行逐月考核，年度决算。逐月考核按以下规定执行：

1）当月申报基金不足月度支付限额60％的按实支付。

2）当月申报基金达到月度支付限额60％以上，并未超过月度支付限额的，其限额节余部分由医疗机构按50％留存。

3）当月申报基金大于月度支付限额的，按月度支付限额支付。

年度决算时医院申报基金超过预付总额的部分，在本年度该险种统筹基金有结余时，按以下方式分担：

1）二级及二级以下医院：未超过10％的部分，医保基金按50％予以结算；超过10％至20％的部分，医保基金按30％予以结算；超过20％以上的部分不予结算。

2）三级医院和区人民医院，因系主要承担接收转院患者机构，其申报基金超过年度基金预付总额的部分，其结算基金额与均次住院费指标挂钩，按公式"1－3×均次住院费指标超额/均次住院费指标"计算基金决算支付额度。

（4）监督管理：区医保中心负责对定点医疗机构的日常监督管理，并按《总额预付管理考核计分表》进行考核计分，每扣减1分扣减1%预付基金额度（表7－9）。

表7－9　五通桥区医疗保险住院医疗费总额预付考核计分表

考核内容	考核标准	计分情况
均次住院费	2010年均次住院费为基数	二级医院每增加100元扣1分，二级以下医院每增加50元扣1分
医药比	一级医院≤55%，二级医院≤50%，三级医院≤45%	医药比每增加1%扣1分
完全自费率	一级医院≤4%，二级医院≤6%，三级医院≤10%	每超出1%扣1分
平均住院天数	2010年平均住院天数为基数	增加1天扣1分
剖宫产率	≤50%	超出1%扣1分
提供医疗服务情况	不发生推诿、拒收应当收治的患者，不降低医疗服务	推诿、拒收发生1例扣5分，降低服务发生1例扣3分
病历记录情况	按《病历书写规范》要求完成相关记录	发现未按要求记录1例扣1分
计费情况	违规计费（含分解计费、重复计费等）	发现1例扣1分
合理诊疗情况	严格掌控入出院指征、合理检查、合理治疗	发现违规1例扣1分

遇重大灾害、传染病暴发流行、医院业务重大调整等因素致定点医疗机构医保基金支付额度需作相应调整的，由区人社局、卫生局和医保经办机构会商提出调整意见，提交区医保联席会议议决。

对上年度基金月均支付额职工医保小于1万元、居民医保和新农合合计小于2万元的定点医疗机构暂不实行总额预付制管理，实行均次住院费量化指标考核。

4. 一般诊疗费

基本药物制度实施后，乡镇卫生院医疗风险增加，服务积极性降低，造成患者更多地流向县级医疗机构。为大力推进基层医疗卫生机构综合改革，健全基层医疗卫生机构补偿机制，根据《四川省人民政府办公厅关于建立健全基层医疗卫生机构补偿机制的意见》（川办发〔2011〕10号）文件要求，五通桥区医疗保险联席会议制定《五通桥区一般诊疗费管理办法》，自2011年10月起执行。

（1）实施范围：政府举办的已实施基本药物制度的乡镇卫生院、中心卫生院和社区卫生服务中心。

（2）结算办法：一般诊疗费从当年征缴统筹基金中，按参保人数人均20元左右标准预算，实行"总额预算，按月结付，年度决算，超量分担"的原则，确保有效、合理使用。

1）总额预算：根据各基层医疗机构上年度有效门诊人次、服务人口数和核定人员编制数占比，核定各机构一般诊疗费总额。

①各机构上述指标占比分别按照"该医疗机构数据÷纳入一般诊疗费管理性医疗机构合计数据"确定。

②按照"纳入一般诊疗费上年有效门诊人次数×（该机构门诊人次占比×80%＋该机构服务人口数占比×10%＋该机构核定编制数占比×10%）×10元"，核定各医疗机构一般诊疗费年度支付预算额度。

2）按月结付：将各机构年度一般诊疗费预算总额平均分解为月度支付限额。根据医保信息网络系统统计各机构实际发生的门诊人次，在月支付限额内按10元/人次结算。超过月支付额以上部分暂不支付，纳入年度决算。

3）年度决算：该险种基金年度当期有结余时，按以下方式进行年度决算。

①超额分担。超过一般诊疗费年度支付限额10%以内部分（含10%），按80%结算支付；超过10%以上，30%以内部分（含30%），按50%结算支付；超过30%以上部分不予结算支付。

②结余结转。对一般诊疗费用未超过年度总额预算的结余部分，结转至该医疗机构下年度合并使用。

各险种一般诊疗费的划拨，从区城镇职工医保、城乡居民医保（农户）和城乡居民医保（非农户）各险种相应基金账户中列支。

（三）信息系统管理

自2008年5月起，乐山市实行五保（养老、医疗、失业、工伤、生育）统一的管理信息系统（图7-4）。该系统与医院管理信息系统对接，实现参保人就医补偿直报。民政救助亦可通过系统直接进行补偿，实现对救助对象的一站式服务。

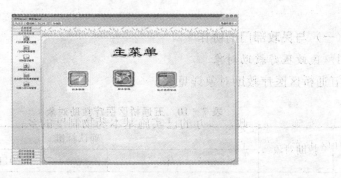

图 7－4　乐山市"五保"管理信息系统

系统给予不同岗位操作人员不同的权限。如：医疗机构终端操作人员只具有录入权限，监管人员可以看到每一例补偿信息，民政工作人员只能标识、修改参保人的低保户、五保户身份。

该系统已普及到乡镇一级医疗机构。实施门诊统筹后曾在 15 家村卫生室试点管理信息系统，后发现村医道德风险难以管控，遂取消试点。目前，村卫生室必须将门诊处方、参保人门诊信息、门诊发票携带至乡镇卫生院录入系统，接受审核。

网络为人社局统一租用电信网络，费用由其统一支付。

（四）信息披露与监督

五通桥区城乡居民医疗保险信息披露采用公示形式进行。公示方式包括：

（1）全区民生工程展板：通报新农合总体运行情况，2007—2008 年，每月更新一次，2009—2011 年，每季度更新一次。

（2）各级医疗机构补偿信息公示栏：一般在报账窗口旁公示在本机构就医获得补偿的每一例城乡居民医疗保险参保人的具体补偿信息。按月公示。

（3）各村组补偿信息公示栏：公布本村组获得补偿的每一例城乡居民医疗保险参保人的具体补偿信息。按月公示。

新农合运行接受五通桥区人民代表大会、五通桥区医疗保险联席会议及上级主管部门的监督。到目前为止，接受过 1 次卫生厅的基金审计。希望可以定期接受审计，便于档案管理。

四、与其他部门协作

(一) 与民政部门的协作

1. 民政医疗救助对象

五通桥区医疗救助对象详见表 7－10。

表 7－10　五通桥区医疗救助对象

地区	救助对象	确认标准	
		2010 年	2011 年
农村	低保户	家庭年人均收入1 100元	家庭年人均收入1 500元
	五保户	无劳动能力、无经济收入、无法定赡养人	无劳动能力、无经济收入、无法定赡养人
	优抚对象	烈属、因公牺牲军人遗属、病故军人遗属、在乡复员军人、带病回乡退伍军人，60 周岁以上农村籍退役士兵	
城市	低保户	家庭月人均收入 220 元	家庭月人均收入 280 元
	三无人员	无劳动能力、无经济收入、无法定赡养人	无劳动能力、无经济收入、无法定赡养人

低保人员根据家庭收入变动情况每月变动。

2. 民政救助资金来源

民政救助资金主要来自于中央、省、市、区的民政救助资金，区财政兜底。

3. 民政医疗救助方式

(1) 资助参加城乡居民医疗保险：资助标准为低保户参保第一档的城乡医疗保险全额资助个人缴费部分（2011 年 50 元），参保第二档的城乡医疗保险只资助第一档个人缴费部分，差额部分，个人缴纳。

三无人员人数较少，全额资助参保第二档城乡居民医疗保险。

(2) 对自付部分医疗费用进行补偿：对城乡居民医疗保险补偿后需个人自付的部分按 50％的比例进行二次报销。此类救助设有封顶线，2011 年 8 月之前封顶线为5 000元/(人·年)，8 月之后为8 000元/(人·年)。

(3) 特殊疾病事前救助：对于罹患癌症、尿毒症、精神病、瘫痪等疾病的救助对象，事前进行救助，以便其有能力去医院看病。救助标准为2 000元/(人·年)。

如救助对象住院，在出院结算时，在民政二次补偿中扣除事前救助的2 000元救助金，如救助对象未入院治疗，则不收回。

（4）对因病致贫，因病返贫的社会成员实施救助：救助标准同自付部分的救助。对医保报销后的自付费用按50％的比例进行二次报销。救助设有封顶线，2011年8月之前封顶线为5 000元/（人·年），8月之后为8 000元/（人·年）。

4．医疗救助基金运行

医疗救助基金封闭运行，各级财政救助基金进入"救助专户"，由财政部门下设的"会管中心"统一管理账务，资金委托商业银行管理。救助对象出院结算时经医保、医疗救助资金补偿后，只支付自付部分，其余部分由医院垫付。医院分别提供相关信息给医保中心和民政部门，医保部门审核无误后，医保中心和民政部门分别提请各自的财政专户向医院支付垫付资金。

5．民政信息与医保中心信息共享

（1）系统信息共享：自2008年5月起，乐山市实行五保（养老、医疗、失业、工伤、生育）统一的管理信息系统。其中包含医疗救助信息。救助对象身份由民政部门确认，其有权对系统中的救助对象身份进行修改。身份确认后，医保部门按医保制度进行补偿，民政部门按照救助制度进行救助，救助对象支付自付部分费用。实现一站式服务。

（2）联席工作会议：通过联席会议沟通政策信息。

（3）日常工作临时联系。

6．民政救助基本情况

五通桥区共有贫困人口10 791人，五保户1 265人。2010年医疗救助情况如表7－11所示。

表7－11　2010年五通桥区医疗救助情况

项　目	人次/金额
救助总人次	9 549
城市	4 074
农村	5 475
救助金额（万元）	782.6
城市	451.44
农村	331.16
医疗救助补偿（万元）	748.26
代缴参合费（万元）	32.37

（二）与财政部门的协作

1. 五通桥区财政基本情况

五通桥区财政基本情况详见表 7－12。

表 7－12　2010 年五通桥区财政基本基本情况

项　目	金　额
国内生产总值（万元）	867 700
农民年人均纯收入（元）	5 968
农民年人均卫生支出（元）	148
全区全年财政收入（万元）	25 976
本级财政收入（万元）	25 976
全区全年财政支出（万元）	82 623
卫生事业经费支出（万元）	8 523
本地农村贫困标准（元/人）	2 400

2. 城乡居民医疗保险与财政

财政部门主要负责城乡居民医疗保险基金的管理与支付。

村干部和乡镇政府将农户保费收集起来后，存入乡镇城乡居民医疗保险财政收入专户，后汇总至五通桥区财政局城乡居民医疗保险财政专户。医保中心审核各定点医疗机构报来的补偿信息后，由中心计财股将支付汇总信息及医疗保险基金支付申请表报至财政局下设的会计管理中心，会管中心审核无误后，从医疗保险基金支出专户将基金拨付至垫付补偿基金的各定点医疗机构账户。做到医保中心管账不管钱，财政部门管钱不管账，基金封闭运行。

五、参保人意见

2011 年 11 月 30 日—2011 年 12 月 2 日在五通桥区共访谈患者 12 名，其中乡镇卫生院住院患者 6 名，县人民医院住院患者 6 名。县医院就医的 6 名患者包含 3 名外科住院患者，3 名内科住院患者。访谈中反映出以下一些问题。

（1）所有访谈对象均为参保人，每一个参保人均对新农合制度持肯定态度，认为新农合制度实施后有效地减轻了家庭的经济负担，以前看不起病、不敢看病的，现在可以去看病了。尤其是老年参保人感觉尤甚。

（2）参保人对政策理解不到位。

1）所有的参保人认为 85% 的补偿比即是花费 100 元，应该补偿 85 元。

2）不知道补偿金额是如何计算出来的。

3）认为个人缴费部分是自己的钱，为什么自己在当年的门诊统筹补偿中没有达到封顶线，剩余的钱要转入下一年的资金，而不是累积供自己以后使用；更不明白，为什么以前可以累积使用，现在不可以。

（3）在外地打工的人希望自己在打工地也可享受医保政策，且最好是直报。

（4）内科患者认为新农合制度减轻了家庭经济负担。外科患者认为新农合制度在一定程度上减轻了家庭经济负担，但当家庭自付部分费用超过1万元时，仍然感到较大的经济压力。

（5）村组干部对政策理解不透彻，在进行政策宣传时出现误导情况。如一村干部解释说只有当该村全部自愿购买补充保险时，才可以购买。而实际情况是：以家庭为单位自愿购买。导致想购买补充保险的家庭没有购买。

（6）大部分参保人表示只关心自己的报销补偿情况，不太关心别人的情况及资金总体运行情况。

第八章 泸州市江阳区新农合调研报告

泸州市江阳区面积为 649 平方公里，辖 10 个乡镇、7 个街道办事处、1 个景区办事处和 204 个行政村。2010 年江阳区基本情况（含人口及经济状况、卫生服务能力及卫生服务利用情况）详见表 8-1。

表 8-1 江阳区基本情况

地理、人口等情况	
总面积（平方公里）	649
地理面貌（以主要地理特征为准） （1）平原 （2）丘陵 （3）山区 （4）湖区	（2）
乡镇个数	18
行政村个数	204
总人口数（人）	639 033
城镇人口数	269 715
农业人口数	369 318
贫困人口数	18 150
五保户人口数	2 314
全区人口出生率（‰）	12.5
经济状况	
年国内生产总值（万元）	1 998 014
农民年人均纯收入（元）	6 569
农民年人均卫生支出（元）	—
全区年财政收入（万元）	179 983
本级财政收入（万元）	65 863
全区年财政支出（万元）	209 461
卫生事业经费支出（万元）	13 497

续表8-1

本地农村贫困标准（元/人）	1 000
卫生服务能力情况	
医疗机构数（个）	330
区级医疗机构数（个）	0
乡镇卫生院（含社区卫生服务中心，如挂两个牌子计一个，下同）	18
村卫生室（含社区卫生服务站，如挂两个牌子计一个，下同）	312
编制床位数（张）	603
区级医疗机构床位数	0
乡镇卫生院（含社区卫生服务中心）床位数	603
实际开放床位数（张）	645
区级医疗机构床位数	0
乡镇卫生院（含社区卫生服务中心）床位数	645
出院患者平均住院日（天）	4
病床使用率（%）	76
卫生技术人员（人）	437
执业（助理）医师（人）	205
执业医师（人）	131
注册护士（人）	110
卫生服务利用情况	
全年门诊就诊人次数	768 605
在区级医疗机构就诊	0
在乡镇卫生院（含社区卫生服务中心）就诊	355 035
在村卫生室（含社区卫生服务站）就诊	413 570
全年住院患者出院人次数	40 955
从区级医疗机构出院	0
从乡镇卫生院（含社区卫生服务中心）出院	40 955
医疗救助情况	
救助总人次数	2 297
城市	1 331
农村	966

续表8-1

救助金额（万元）	382.4
城市	197.5
农村	184.9
医疗救助补偿（万元）	—
代缴参合费（万元）	15.68

　　江阳区新型农村合作医疗管理中心为区卫生局下设的一个科室，中心在岗管理人员共8人，均有编制。2011年江阳区合管中心人员情况及培训情况见表8-2。2010年区合管中心合作医疗基金的使用情况已由上级卫生行政管理部门审计。

表8-2　江阳区合管中心人员情况及培训情况

人员情况	人数
在岗管理人员总数	8
在编管理人员数	8
在岗管理人员的文化程度	
大学本科及以上	4
大专	3
高中或中专	1
在岗管理人员的专业背景	
医学及相关专业（临床、预防、药学）	5
卫生事业管理或医疗保险	0
财务、会计专业	2
计算机专业	0
其他	1
在岗管理人员的职称状况	
高级职称	0
中级职称	2
初级职称	3
其他	3

续表8-2

在岗管理人员的年龄构成	
25 岁以下	0
25～34 岁	4
35～44 岁	4
45～54 岁	0
55～59 岁	0
60 岁及以上	0
新农合相关培训情况	
参加培训项目名称	参加人次数
1. 省新农合监管工作主任会	1
2. 省网络直报工作培训	1
3. 市新农合管理人员培训会	4
4. 省支付方式改革工作考察培训	2
5. 省提高基金使用率研讨会	1
6. 市卫生局新农合工作培训	6
开展培训项目名称	参加人次数
1. 定点医疗机构骗套基金整治会（区乡医疗机构负责人、卫生局、合管站、合管中心）	50
2. 民营医疗机构骗套基金工作会（民营医疗机构负责人、经办人、合管站、合管中心）	35
3. 2011 年政策调整培训会（医疗机构负责人、经办人、合管站、合管中心）	120
4. 一般诊疗费培训会（乡镇卫生院、社区服务中心、合管站、合管中心）	50
5. 2012 年筹资培训会（乡镇街主要领导、分管领导、财政所长、合管站、医疗机构负责人）	130
6. 新农合支付方式改革培训学习（部分医疗机构、合管站、卫生局、合管中心人员）	20
7. 二次补偿政策培训会（医疗机构负责人、经办人、合管站、合管中心）	120

江阳区各乡镇均设有合管站，所有合管站人员情况见表8-3。

表 8－3　江阳区新农合合管站人员情况

人员情况	人数
在岗管理人员总数	19
在编管理人员数	14
在岗管理人员的文化程度	
大学本科及以上	0
大专	12
高中或中专	7
在岗管理人员的专业背景	
医学及相关专业（临床、预防、药学）	13
卫生事业管理或医疗保险	1
财务、会计专业	1
计算机专业	0
其他	4
在岗管理人员的职称状况	
高级职称	0
中级职称	1
初级职称	15
其他	3
在岗管理人员的年龄构成	
25 岁以下	0
25～34 岁	7
35～44 岁	8
45～54 岁	4
55～59 岁	0
60 岁及以上	0

一、新农合筹资情况

（一）筹资标准

江阳区于 2008 年启动新农合项目，2010 年 1 月 1 日开始实行普通门诊统筹、特殊病门诊统筹及住院统筹模式，同时原门诊家庭账户余额可以继续使用至 2010 年 12 月 31 日，农民发生医疗费用报销时医疗机构先用家庭账户中的余额。2008 年至 2011 年各级筹资标准如表 8－4。同时 2012 年筹资标准调至 290 元/人，其中个人筹资 50 元/人，中央、省、区级财政补助 240 元/人。

表 8－4　江阳区新型农村合作医疗基金各年度筹资标准统计表

年份	农业人口（人）	参合人数（人）	参合率（%）	筹资标准（元）						
				个人	中央	省级	市级	区级	乡级	合计
2008 年	382 264	370 702	96.97	10	40	19.5	3	7.5		80
2009 年	374 053	355 426	95.02	20	40	26	4	10		100
2010 年	366 540	362 133	98.80	20	60	34.3	7.2	18.5		140
2011 年	361 365	351 970	97.40	30	124	40.1	10.28	25.62	与区级 50%	230

（二）个人筹资程序

由于各地情况不同，江阳区区内不同的行政村因地制宜采取不同的筹资方式进行筹资。如有的村自愿参加新农合的农民每年在 12 月 31 日前由村主任统一按户收取参合费，但由于当地有外出务工人员，故每年个人筹资一般在 2 月底结束。而有的村因村集体经济收入较高，则在集体收入中统一开支。

二、新农合补偿情况

目前，江阳区内能提供新农合医疗服务的医疗机构有区管公立医疗机构 20 家，其中区属专科医院 2 家，中心卫生院 3 家，乡镇卫生院 11 家，社区卫生服务机构 4 家；区属注册民营医疗机构 13 家；村卫生站 341 家。江阳区新农合补偿主要从普通门诊统筹、慢性疾病门诊统筹、住院统筹三个方面开展。

（一）普通门诊统筹补偿

江阳区普通门诊统筹政策自 2010 年 1 月 1 日起实行。原家庭账户余额在 2010 年 12 月 1 日前已全部用完结清。普通门诊统筹实行日单次补偿制度，凡参合农民患病在门诊就诊时，每人每日只能享受一次补偿，家庭成员之间不能共用。普通门诊费用补偿不设起付线。2010 年和 2011 年普通门诊统筹补偿标准见表 8－5。

表 8 - 5　江阳区新农合普通门诊统筹补偿标准

	2010 年	2011 年
补偿比（%）	30	50
次封顶线（元）	12	30
年封顶线（元）	50	120

（二）慢性疾病门诊统筹补偿

江阳区自 2008 年启动新农合制度起即实行慢性疾病的门诊统筹制度。参合农民因患统筹病种确需长期门诊治疗的，按规定程序审批建档发卡。门诊医疗费在统筹基金中进行报销。2008—2011 年慢性疾病门诊统筹补偿标准见表 8 - 6。

表 8 - 6　江阳区新农合慢性疾病门诊统筹补偿标准

	起始时间			
	2008 年	2009 年 1 月	2009 年 6 月	2011 年 7 月
病种	风湿性心脏病（风心病）、肺源性心脏病（肺心病）、冠状动脉粥样硬化性心脏病（冠心病）、高血压心脏病（高心病）、心肌病、脑血管意外、肝硬化、慢性肝炎、慢性肾病、甲亢、糖尿病、恶性肿瘤、精神分裂症、癫痫疾病、再生障碍性贫血、帕金森病	增加先天性心脏病（先心病）、系统性红斑狼疮	增加慢性肾衰竭透析、器官移植术后抗排异治疗	增加结核病
补偿比（%）	30	40	40	60
年封顶线（元）	3 000	3 000	3 000	3 000

（三）住院统筹补偿

1. 住院补偿标准

江阳区区内住院补偿标准调整较为频繁，一般基于上级政策的调整在每年年中调整。2008 年至 2011 年住院补偿标准见表 8 - 7。

表 8-7 江阳区新农合住院补偿标准

医院等级	项目	2008 年 3 月	2009 年 1 月	2009 年 6 月	2010 年 1 月	2011 年 7 月
乡镇卫生院	起付线（元）	30	30	30	30	80
	补偿比	70％	75％	75％	75％	85％
区级医疗机构	起付线（元）	150	150	150	150	150
	补偿比	50％	55％	65％	65％	70％
市内区外协议医疗机构	起付线（元）	无	无	400	400	400
	补偿比			45％	45％	60％
市内区外非定点公立医院	起付线（元）	750	750	600	600	600
	补偿比	30％	32％	40％	40％	50％
市外医院	起付线（元）	参照区内同级别医院执行			600	600
	补偿比	30％	32％	32％	40％	40％
	封顶线（元）	12 000	15 000	20 000	30 000	100 000

2. 大病特补（二次补偿）

江阳区对参合农民因重特大病一次住院治疗费用超过 5 万元以上的，按规定报销后在统筹基金中再给予二次救助。2011 年救助标准见表 8-8。

表 8-8 江阳区新农合住院二次补偿标准

住院治疗费用总额	5 万～10 万元	10 万～15 万元	15 万元以上
救助金额	1 万元	2 万元	3 万元
全年二次救助最高不超过 3 万元，且每人每年只享受一次重特大病救助			

3. 单病种限价补偿

江阳区自 2011 年 9 月起实行对"自然临产阴道分娩（顺产）、计划性剖宫产、急性单纯性阑尾炎、腹股沟疝、慢性胆囊炎合并胆囊结石" 5 个病种的住院手术治疗最高限价管理。具体标准见表 8-9。

（四）其他补偿

除开展普通门诊统筹、按病种门诊统筹、住院统筹三个方面补偿外，江阳区新农合政策还对两种特殊儿童疾病和住院自然分娩进行补偿。

自 2011 年 1 月 1 日起，农村 0～14 岁参合儿童患急性淋巴细胞白血病、急性早幼粒细胞白血病，在省、市级定点医疗机构治疗，标准组最高限价 12 万元（第一年 8 万元、第二年 3 万元、第三年 1 万元）内的医疗费用按 70％补偿，中危组、高危组和合并其他疾病超出最高限价部分按住院的有关规定补偿。

表 8 - 9　江阳区新农合单病种限价管理费用控制标准

病种名称	住院医药费用定额（元）		
	区内定点医院		
	乡级定点医疗机构	区级定点医疗机构	
	执行二乙以下收费标准	执行二乙及以下收费标准	执行二甲收费标准
自然临产阴道分娩（顺产）	1 100	1 300	1 800
计划性剖宫产	2 000	2 800	3 800
急性单纯性阑尾炎	2 200	2 700	3 200
腹股沟疝	1 800	2 200	2 600
慢性胆囊炎合并胆囊结石	3 000	3 500	5 000（含腹腔镜）

　　凡在具有资质的医疗机构住院自然分娩享受定额补偿（含非医学需要的剖宫产），计划内 400 元/产妇，计划外 200 元/产妇，经确认为异常分娩的按疾病住院补偿。

（五）江阳区 2008 年至 2010 年新农合基金使用情况

江阳区新农合历年基金分配和支出情况详见表 8 - 10 和表 8 - 11。

表 8 - 10　江阳区新农合历年基金分配情况

年份	参合人数（人）	基金分配（元）			
		住院统筹基金	门诊统筹基金	家庭账户基金	合计
2008 年	370 702	26 019 156.67	0	3 707 020	29 726 176.67
2009 年	355 426	28 568 375.4	0	7 108 520	35 676 895.4
2010 年	362 133	35 667 046.89	15 210 200	0	50 877 246.89

表8-11 江阳区新农合历年基金支出情况

年份	参合人数(人)	参合农民受益 总计		基金支出(元)									
				住院补偿 合计		正常分娩补偿 合计		大病门诊		门诊统筹补偿		家庭门诊补偿	
		补偿总额(元)	补偿总人次	补偿金额(元)	补偿人次	补偿金额(元)	补偿人次	补偿金额(元)	补偿人次	补偿金额(元)	补偿人次	补偿金额(元)	补偿人次
2008年	370 702	8 062 400	33 331	7 380 862	14 257	110 600	553	20 853	48			550 085	18 473
2009年	355 426	26 069 774	116 603	21 856 304	33 670	296 600	1 023	138 163	377			3 778 707	81 533
2010年	362 133	38 742 962	392 777	31 079 339	38 780	352 600	1 189	250 143	414	2 887 240	245 939	4 173 639	106 455

三、参合农民报销程序

参合农民报销程序依住院和门诊有所不同，住院报销又依定点医疗机构就诊和非定点医疗机构就诊而有所不同。具体报销程序见表 8－12。

参合农民在外务工经商或在区外患急危重症住院的，需在当地公立医疗机构住院治疗，应在入院 24 小时内向合管站或合管中心备案。住院费用由个人全额垫付，出院后在次年 6 月底前到区合管中心报销。

表 8－12　江阳区新农合报销程序

报销类型		所需资料	报销方式
住院报销	定点医疗机构	合作医疗证、身份证、户口簿	补偿金额由定点医疗机构垫付，患者只付自付费用
	非定点医疗机构	合作医疗证、身份证、户口簿、每日费用清单、住院结算明细清单、正规发票、出院证明（有疑问的还需提供住院病历复印件）	个人全额垫付，出院后在次年 6 月底前到区合管中心报销
门诊报销	慢性疾病门诊	合作医疗证、身份证或户口簿、财政部门监制的发票、门诊处方	按规定程序建档发卡后，每年 5 月和 1 月到合管中心报销
	普通门诊	合作医疗证、身份证或户口簿	补偿金额由定点医疗机构垫付，患者只付自付费用

四、新农合各项支撑配套措施

（一）报销药品目录

参合农民在定点医疗机构就诊的用药补偿范围执行《四川省新型农村合作医疗基本用药目录》、《四川省新型农村合作医疗省级定点医疗机构增加用药目录》。诊疗项目按《四川省新型农村合作医疗诊疗服务项目范围》、《江阳区新型农村合作医疗诊疗服务项目范围暂行规定》执行。

（二）民政支持

江阳区针对农村居民的医疗救助自 2007 年开始。救助标准由当初的人均780 元、1 000 元增加到现在的人均13 000 元。农村低保户、五保户、边缘群体和优抚对象均纳入常规救助范围。救助方式有事前救助和事后救助两种。针对五保人员的医疗救助为代其缴纳全部医疗费用的事前救助。其他人员采取事后救助，分门诊和住院两种进行。门诊救助上限为 500 元/(人·年)，住院救助上限为 6 000 元/(人·年)。救助幅度为个人自付金额的 70% 左右，年底还要视基金结余情况作追加救助。救助程序为救助对象持救助申请表、新农合发票、村出具证明至乡镇社会事务办事处办理。救助资金在每年的 1 月和 7 月划拨至乡镇进行分发。

2011 年 12 月开始实行新农合和民政医疗救助的一站式发放。即在新农合报销窗口中增设民政救助端口，实现两种补偿同时进行。届时乡镇一级将负责边缘群体的救助，常规医疗救助工作和新农合同时实施。

(三) 村级新农合硬件配套

目前江阳区每个定点的村卫生站均自行配置了电脑，并联网到合管中心，以便实施门诊统筹的现场结报。所有的乡镇卫生院也实现了住院费用的网络实时结报。

五、江阳区各级医疗机构及参合农民访谈情况

(一) 泸州市人民医院

泸州市人民医院为当地一家市级综合性二级甲等医院。该院医保科共计6 人，综合负责职工医保、居民医保、新农合、商业医保的相关工作。由于江阳区无区级的综合医疗机构，经新农合中心协商，泸州市人民医院按区级医疗机构标准结算，实行 70% 的补偿比标准，并且经新农合中心的谈判，除药品、材料、输血外还对新农合患者的自付金额提供 7% 的折扣优惠。新农合报销方面提供免费复印等便民服务。该院新农合患者次均住院费用 2010 年为 4 916 元，2011 年为 5 200 元，上涨幅度较低。江阳区新农合患者实际补偿比为 39.5%。

(二) 乡合管站

江阳区每个乡镇均在乡镇社会事务办事处设有合管站。每个合管站有 1 名专职人员负责乡镇卫生院和村卫生站的监管审批工作，并有一名兼职财务人员。合管站对乡镇卫生院和村卫生站每日申报报销数据实行网上实时审核，并实行每周 2 次的现场抽查。合管站每月将纸质资料上报合管中心进行审核。对于本乡镇参合农民异地住院后报销，合管站也负有审核责任。据合管站工作人员反映，住院费用审核工作实施较为到位，监管力度很大；但是门诊报销方面感觉比较无力，因普通门诊统筹制度本身有漏洞可钻，村卫生站医生能利用事

先掌握的患者资料造假套取新农合资金，希望制度进行规范。

（三）乡镇卫生院

本次调查走访了黄舣、弥陀、邻玉 3 家乡镇卫生院。各乡镇卫生院均有1 人或 2 人负责管理新农合，并且这些人员均为临聘人员。由于 3 个乡镇均距市区较近且通公交车，所以当地农民多选择去市区治疗，乡镇卫生院处于缺少患者也缺乏医生的尴尬局面。

（四）村卫生站

从本次调查走访的村卫生站来看，都存在条件简陋、医生水平不高的问题。

（五）村民的访谈

本次调查中问卷访谈江阳区黄舣、弥陀、邻玉 3 个乡镇共 60 余名村民。绝大部分村民对新农合制度都持肯定态度，认为通过个人每年少量的支出，在患病尤其是重病时获得补偿，提供了很大的医疗保障。但由于各镇距泸州市地理位置和经济水平的差异，导致了农民在对新农合医疗保障获取及政策了解方面有所差异。经济较好且离市区较近地区（如邻玉镇）的农民对政策了解较为透彻，且医疗服务的利用水平较高。较偏远且经济落后地区（如弥陀镇）的农民除生病报销过的人之外大多不了解政策，也不关心政策。各地区农民对于目前个人负担的缴费额度都表示能够承受，但是对个人缴费额未来上涨的幅度表示担心。

六、江阳区新农合管理的特色做法

（一）做法一

设置了乡镇级农合站。农合站的工作人员主要是医学专业人员，以前的老医生居多，人员编制是乡政府的配置，工资由乡政府发放，业务上接受区合管中心指导，不是真正意义上的垂直派出管理，但是在乡镇级层面，农合站的人员归属乡政府，对乡镇卫生院比较好管理，可以说在乡镇层面一定程度实现管办分开，各个乡镇的日常费用审核以及日常的数据报表的上报，也是由乡镇合管站人员负责，比较规范。区级及区外的住院费用审核由区合管中心负责。分工明确，规范有序。

（二）做法二

江阳区区内没有区级人民医院，因为这个区就在泸州市区内，但是县级统筹的范围划定，让江阳区的参合农民不能与其他县享受同等的医疗服务。这是一个制约，但是江阳区转变思路，与泸州市人民医院合作，将泸州市人民医院定点为江阳区区级医疗机构，通过与泸州市人民医院谈判，最后达成协议。协议最大的亮点是医院对江阳区参合农民住院总费用，在报销之前，打了9.5折，并且经合管中心的谈判，除药品、材料、输血外还对新农合患者的自付金额提供7％的折扣优惠。这是谈判的结果，受益的是参合农民。

（三）做法三

江阳区在控费方面，每一季度组织一次专家随机查阅住院病历（针对典型案例，涉及新技术、中成药、中药等的疑难案例），将各定点医院的负责人请到区合管中心，同时在专家库抽取专家，专家与院长面对面，就各院的住院病历现场组织专家评审，发现问题，及时沟通，让医院进一步规范医疗行为。

（四）做法四

泸州市委、市政府非常重视。区卫生局也非常重视，区合管中心的办公面积最大，是区卫生局的下属科室，但是有独立的办公场所，面积比洪雅、雁江的都要大，有单独的会议室和审核柜台。应该说每人都有办公电脑，在乡镇级合管站也配有台式机，方便工作的开展。

（五）做法五

村医全部通网络，但没有统一配电脑，村医每天将其处方输入电脑，乡镇合管站就可以得到前天的数据资料。

（六）做法六

门诊统筹，实现村医风险共担。具体做法就是以乡镇为单位，根据全乡镇参合人数，计算补偿总额，每一个村也会算出总额，年终结算时，如果某乡镇补偿超过预算，超出部分按照各卫生站在总补偿额中的比例来共同分担，实现相互监督，风险共担。

（七）做法七

乡镇合管站工作人员对所在乡镇卫生院和村卫生站，每周两次现场检查。

（八）做法八

建立新农合QQ群（包括村医、合管站人员、合管中心人员），公布培训新政策，相互交流、提高，发挥网络手段的先进性。

（九）做法九

乡镇级次均住院费用增长率低于全市水平和全省水平。当然，就这一点，李跃明主任也说，要具体看地方上医疗服务能力。有两个原因导致这个结果，其一是乡镇合管站发挥了作用，监督及时有效，管控有方；其二是乡镇级医疗机构服务能力不够，费用自然上不去！

第九章　西昌市冕宁县新农合调研报告

一、基本情况

冕宁县是四川省凉山彝族自治州西昌市的一个县，位于四川省西南部，凉山彝族自治州北部，面积为4 422平方公里，距省会成都470公里，有汉、彝、藏、回等20多个民族。冕宁县辖6个镇、31个乡和1个民族乡（和爱藏族乡）。

州政府为便于管理，根据各县市的经济状况、医疗服务能力和参合农民的就医意识等，将全州17个县市分为一类和二类。两类地区在补偿比与补偿方式上有部分差异。

二、机构建设管理情况

冕宁县新型农村合作医疗管理中心是属于冕宁县卫生局的下属事业单位，由卫生局统一管理。中心共有6名工作人员，其中县级在编合管中心人员5人。按工作性质分为综合科和业务科，因工作量大、人员有限，工作大多时候存在交叉情况。

县合管中心将全县按地理位置划分7个片区，共42家医疗机构，包括冕宁县第一人民医院、冕宁县第二人民医院、冕宁县中医院、冕宁县妇幼保健医院、雅水局职工医院、铁矿医院和37家乡镇卫生院。

全县截至2011年共计有14家乡镇卫生院不通网络。这14家乡镇卫生院分别是：泸宁中心卫生院、棉纱乡卫生院、金林乡卫生院、健美乡卫生院、窝堡乡卫生院、和爱乡卫生院、南河乡卫生院、麦地乡卫生院、联合乡卫生院、腊窝乡卫生院、新兴乡卫生院、青纳乡卫生院、马头乡卫生院、冶勒乡卫生院。

有7家乡镇卫生院每院只有一位医生，37家乡镇卫生院只有1家（巨龙中心卫生院）可以做小型简单的手术（表9-1）。

表9-1 冕宁县人民医院、巨龙中心卫生院和彝海乡卫生院的基本卫生服务能力

		县人民医院（人）	巨龙中心卫生院（人）	彝海乡卫生院（人）
职称	高级职称	15	3	0
	中级职称	47	7	1
	初级职称	168	14	2
	无职称	21	1	2
学历	研究生	0	0	0
	本科	49	0	0
	大专	125	9	2
	中专	75	6	3
开展手术项目及人次		阑尾切除术 335 白内障切除术 285 静脉切除术 12	阑尾切除术 50	

三、资金筹集及支出

（一）资金筹集

在资金的筹集方面，冕宁县实行四级财政，由中央、省、州、县共同承担起新农合筹资大任。

人均筹资标准详见表9-2。

表9-2 2010—2012年人均筹资标准

	2010 年		2011 年		2012 年	
	个人缴费	财政补助	个人缴费	财政补助	个人缴费	财政补助
金额（元）	20	中央财政：60 省级财政：38 州县财政：22 共计：120	30	中央财政：124 省级财政：46 州县财政：30 共计：200	50	

注：2011年增加的财政补助部分，中央、省、州按8：1：1的比例分担。其中农村五保户、低保户的个人筹资费用由县民政局统一审核并代为支付，由县残联认定的一、二级残疾的个人筹资费用由残联代为支付。

2012年的筹资工作方针已经制定出来，还未得到批复，但相关的筹资工作已经陆续展开。

（二）资金支出

2010 年和 2011 年各项支出情况及人次详见表 9 - 3。

表 9 - 3　2010 年和 2011 年各项支出情况及人次

	住院	门诊统筹	家庭账户	慢性疾病	住院分娩	合计
2010 年						
人次	34 563	652	38 854	8 565	1 131	83 765
总费用（万元）	6 158.50	3.02	285.36	29.01	137.41	6 613.29
人均费用（元）	1 781.81	46.24	73.44	33.87	1 214.90	789.51
补偿费用（万元）	2 949.87	0.66	278.36	10.72	66.04	3 305.65
人均补偿费用（元）	853.47	10.11	71.64	12.51	583.94	394.63
2011 年						
人次	29 979	7 971	27 426	671	492	66 539
总费用（万元）	5 938.92	46.12	244.64	26.41	70.43	6 326.52
人均费用（元）	1 981.03	57.86	89.20	393.51	1 431.41	950.80
补偿费用（万元）	3 191.24	28.84	237.40	12.70	19.89	3 490.06
人均补偿费用（元）	1 064.49	36.18	86.56	189.24	404.27	524.51

注：2011 年数据为 2011 年 1 月 1 日至 2011 年 10 月 31 日。

四、政策执行情况

冕宁县目前由家庭账户加住院补偿加门诊统筹的模式，逐步向住院补偿和门诊统筹的模式过渡。

（一）家庭账户

家庭账户用于个人门诊疾病的医药费用报销，由家庭内参合成员共同使用；结余资金转下年继续使用，但不能冲抵下一年农民应缴纳的参合资金。

实施这种政策后，在调研过程中发现了一个现象，每到年底，当地的农民就排队去乡镇卫生院买药，把家庭账户里的钱全部刷光。

（二）门诊统筹补偿

门诊统筹补偿是指在门诊家庭账户资金使用完后，超出门诊费用按比例在统筹基金中报销。门诊统筹补偿包括普通疾病门诊统筹补偿、慢性疾病门诊统筹补偿和特殊病种门诊统筹补偿。因为冕宁县目前还没有实行村卫生室定点，所以门诊统筹补偿以乡镇卫生院为主。

（1）普通疾病门诊补偿实行"总额控制、按比例补偿"的原则；单人次门诊用药，急诊患者不超过 3 日量，普通患者不超过 7 日量。

（2）慢性疾病和特殊病种门诊统筹补偿（表 9-4）。

门诊可以报销的慢性疾病包括高血压、心脏病并发心功能不全、精神病、癫痫、饮食控制无效糖尿病、慢性肾衰竭、脑出血及脑梗死恢复期、肝硬化、慢性阻塞性肺气肿及肺心病、甲亢、糖尿病并发症、类风湿关节炎、系统性红斑狼疮、帕金森病。特殊病种包括再生障碍性贫血和恶性肿瘤门诊放、化疗，慢性肾功能不全门诊透析治疗。

表 9-4　冕宁县门诊补偿方案

	普通疾病	慢性疾病和特殊病种
2008 年 7 月 1 日生效		
补偿比	20%	40%
每次限额	10 元	
全年累计	50 元	1 000 元
2011 年 1 月 1 日生效		
补偿比	40%	45%
每次限额	30 元	
全年累计	50 元	1 000 元
2011 年 4 月 1 日生效		
补偿比	70%	60%
每次限额	50 元	
全年累计	50 元	1 500 元
2011 年 10 月 1 日生效		
补偿比	70%	70%
每次限额	60 元	
全年累计	160 元	1 500 元

冕宁县为鼓励使用中药，中药费用在同级医疗机构的补偿比的基础上比西医药费用的补偿比提高 5%。

（三）住院补偿

住院补偿涉及冕宁县的分类、起付线、补偿比、封顶线和住院分娩补偿（表 9-5）。

表 9－5 冕宁县2008—2011 年新农合住院补偿实施情况

		乡镇卫生院	县级医疗机构		州级医疗机构	州级以上医疗机构	省级及省外定点医疗机构	省外非定点医疗机构	省内州外定点医疗机构
			县保健院及未达二级乙等	达到二级乙等					
2008年7月1日	起付线（元）	50	200	300	600				
	补偿比例	70%	55%	50%	45%				
	封顶线	3万元							
2009年7月1日	起付线（元）	50	100	200	600				
	补偿比例	75%	65%	60%	50%				
	封顶线	4万元							
2011年1月1日	起付线（元）	50	100	200	500	700	800	600	50
	补偿比例	75%	65%	60%	50%	30%	25%	35%	75%
	封顶线	5万元							
2011年4月1日	起付线（元）	30	50	100	400	700	800	600	30
	补偿比例	80%	70%	70%	60%	45%	30%	50%	80%
	封顶线	7万元							
2011年10月1日	起付线（元）	30	50	100	400	700	800	600	30
	补偿比例	85%	75%	70%	65%	50%	40%	55%	85%
	封顶线	10万元							

凉山州根据各县市的经济状况、医疗服务能力和参合农民的就医意识等，将全州 17 个县市分为两类，冕宁县为二类。起付线和补偿比是按冕宁县的分类和医院级别设立的。封顶线以参合农民一年内实际获得统筹基金补偿金额累计计算。

（四）住院分娩

冕宁县农村户口的孕产妇在定点医疗保健机构住院分娩给予项目补助和新农合补偿。

1. 实行农村孕产妇住院分娩限价

从 2011 年 9 月 1 日起，对在凉山州内的农村孕产妇住院分娩实行限价收费，限价标准分为四级，详见表 9－6。

表 9－6 农村孕产妇住院分娩收费 （单位：元）

	单胎顺产	双胎顺产	一般剖宫产	二次剖宫产
乡镇卫生院	800			
中心卫生院	1 000	1 200	1 700	
县级医疗保健机构	1 300	1 700	2 500	3 000
州级医疗保健机构	1 800	2 100	3 000	3 200

2. 项目补助

凉山州户籍、农业户口的孕产妇在各定点医疗机构住院分娩，按每胎次 500 元标准享受项目补助（其中中央财政补助 400 元/人，省财政补助 50 元/人，州县财政补助 50 元/人；500 元项目补助中含新生儿疾病筛查费用）。

3. 对住院分娩的农村孕产妇给予新农合补偿

对住院分娩的农村孕产妇给予新农合补偿，详见表 9－7。

表 9－7 新农合对住院分娩的农村孕产妇给予的补偿

医疗机构等级与地点	限价标准内项目资金补助后的补偿
州内县、乡两级定点医疗机构	剩余部分由新农合资金据实全额补偿
州级定点医疗保健机构	顺产：单胎补偿1 000元，双胎补偿1 500元
	剖宫产：按同级住院补偿比提高 5%
州外医疗保健机构	顺产：剩余部分由新农合资金据实全额补偿
	剖宫产：按同级住院补偿比提高 5%

（五）医疗救助

1. 救助范围和条件

持有农村户口的下列几种人员，属救助对象。

（1）农村五保户；

（2）农村特困户，因灾致贫的受灾户家庭成员；

（3）农村特困优抚对象和农村贫困残疾人。

2. 纳入医疗救助的疾病

糖尿病、高血压（II、III）、再生障碍性贫血、甲亢、脑血管意外后遗症、精神病、肝硬化、甲乙丙丁戊型肝炎、肺心病、帕金森病、癌症、慢性白血病，纳入农村医疗救助。

救助对象所患疾病不属于以上大病或慢性疾病，但由于治病已经不能维持正常生活的，纳入农村医疗救助。

3. 医疗救助办法

对纳入救助范围内的救助对象因大病住院，并在农村合作医疗定点医院（县级医院或乡镇卫生院）单次发生的医疗费用，先扣除不符合医疗救助的规定的范围内报销的费用、医疗单位按规定应减免的费用、参加各种商业保险赔付的医疗保险金、集体经济或相关部门补助的资金、社会各界互相帮扶救助的资金，再除去按新型农村合作医疗制度规定报销的金额，剩余部分按表9-8所列标准进行救助。

表9-8　医疗救助方案

金额（元）	报销比例	备　注
1 000以内	10%	1. 500元以内不纳入救助范围
1 001～2 000	15%	2. 救助对象限额，每人每年累计不超过1 500元
2 001～3 000	20%	
3 000以上	30%	

4. 救助资金来源

资金来源于两个方面，一是本着"个人负担为主，国家支持，社会资助为辅，量入为出，略有结余"的原则，由县财政每年分别按全县农村人口每人1.00元的标准，从县财政预算中安排；二是从上级支持、社会募捐和提取的社会福利基金中提出20%，建立农村医疗救助基金。

五、新农合报账流程

1. 门诊报账流程

门诊报账流程详见图9-1。

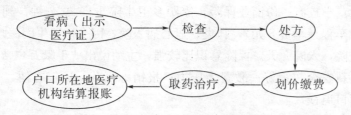

图9-1　门诊报账流程

2. 住院报账流程

住院报账流程详见图9-2。

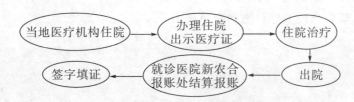

图9-2　住院报账流程

3. 外地就医报账流程

外地就医报账流程详见图9-3。

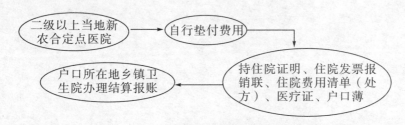

图9-3　外地就医报账流程

六、居民反馈

村民1：梁泽明（音译），和爱乡人，家庭成员4人（梁泽明夫妇和儿子、儿媳），都参合，无外出打工，家距离和爱乡卫生院 1 个小时车程，距离县人民医院 3~4 小时车程，阑尾炎，和爱乡卫生院没有手术条件，在县人民医院手术，入院已 3 天。

反映：新农合政策好；2011 年缴费 30 元，2012年缴费 50 元没压力。

村民 2：张先生，家庭成员 11 人，都参合，几人在外打工，可随时回家，有 1 人上学，学校有一份商业保险，家距乡卫生院步行 20 分钟，到县人民医院 1 个小时车程（车费 5 元），肺炎、冠心病入院，因乡镇卫生院医疗技术差，在县医院住院，入院 2 天。保险意识比较强，主动说出"千家万户帮一家"。

反映：新农合政策好；缴费无压力；报销不复杂，比较方便（一窗口办理，另一窗口退钱）。

村民 3：闫志刚（音译），回坪乡人，家庭成员 4 人，都参合，两名学生，一名在读高二，另一名在读初三，学校都有一份商业保险，家庭经济压力有点重，家距离回坪乡卫生院步行几分钟，距县人民医院 20 分钟左右车程，因外伤感染在回坪乡卫生院治疗。

反映：新农合政策好；缴费有点压力。

第十章 资阳市雁江区新农合调研报告

资阳市雁江区面积为1 633平方公里，区内共 26 个乡镇，523 个行政村。2010 年雁江区人口及经济状况见表 10－1，卫生服务能力及卫生服务利用情况见表 10－2。区内818 146农业人口中参加新农合的农民为808 329人。

表 10－1　2010 年雁江区人口及经济状况

人口状况	人数	经济状况	金额
城镇人口数（人）	227 622	国内生产总值（万元）	2 148 200
农业人口数（人）	861 802	农民年人均纯收入（元）	5 764
农业人口中贫困人口数（人）	45 250	农民年人均卫生支出（元）	120
农业人口中五保户人口数（人）	8 673	区年财政收入（万元）	78 119
总人口数（人）	1 089 424	本级财政收入（万元）	45 200
		区年财政支出（万元）	192 350
		区年卫生事业经费支出（万元）	22 603

雁江区新型农村合作医疗管理中心为区卫生局下设的事业单位，属于其他事业单位编制。中心在岗管理人员共 10 人，均有编制，其中设主任 1 人，副主任 1 人，下设一个行政办公室和业务办公室。2011 年雁江区合管中心人员情况及培训情况见表 10－2 和表 10－3。

表 10－2　雁江区合管中心人员情况

人员情况	人数	人员情况	人数
在岗管理人员总数	11	在岗管理人员专业背景	
在编管理人员数	11	医学及相关专业（临床、预防、药学）	4
在岗管理人员文化程度		卫生事业管理或医疗保险	0
大学本科及以上	6	财务、会计专业	1
大专	5	计算机专业	1

续表10—2

人员情况	人数	人员情况	人数
高中或中专	0	其他	5
在岗管理人员的年龄构成	0	在岗管理人员职称状况	
25 岁以下		高级职称	0
25~34 岁	6	中级职称	4
35~44 岁	3	初级职称	7
45~54 岁	2	其他	0
55~59 岁	0		
60 岁及以上	0		

表 10-3　2011 年合管中心管理人员参加培训及开展培训情况

参加培训项目名称	参加人次	开展培训项目名称（培训对象）	参加人次
人社政工干部培训	2	资阳市雁江区新型农村合作医疗管理能力建设培训会（各医疗机构负责人，市、区级医疗机构医保科科长，新农合经办人员）	95
机关事业单位养老保险业务操作培训	1	门诊统筹培训（医疗机构负责人、新农合经办人员）	100
新农合管理人员培训（省级）	10	2011 年新农合政策培训会（新农合管委会、监委会成员单位负责人，各镇乡文卫镇长，各医疗机构负责人，市、区级医疗机构医保科科长，新农合经办人员）	1 280
资阳市雁江区会计师学会会计脱产培训	1	基金运行分析（各医疗负责人，市、区级医疗机构医保科科长）	60
2011 年新农合中央补助资金申报会（市级）	2		
职业药师培训（省级）	1		
社保基金预决算培训（市级）	1		
会计电算化培训（区级）	1		
会计人员继续教育（国家级）	2		
新型农村合作医疗支付方式改革培训（国家级）	2		
新农合政策研究（国家级）	7		

一、新农合筹资情况

（一）筹资标准

该区于 2006 年开始启动新农合项目，2010 年 1 月 1 日开始实行门诊统筹加住院统筹模式，同时原门诊家庭账户余额可以继续使用，农民发生医疗费用报销时医疗机构先用家庭账户中的余额。2007 年至 2011 年各级筹资标准见表 10 - 4。同时 2012 年筹资标准调至 290 元/人，其中个人筹资 50 元/人，中央、省、区级财政补助 240 元/人。

（二）个人筹资程序

自愿参加新农合的农民每年年底由村委会统一按户收取参合费。

二、新农合补偿情况

（一）门诊补偿

门诊补偿包括普通门诊补偿和特殊慢性疾病门诊补偿。

1. 普通门诊补偿

雁江区自 2010 年 1 月 1 日起开始实行门诊统筹，参合农民历年结余的家庭账户资金不作废，可在区内任何一家定点医疗机构用于充抵门诊或住院报销后的自付部分费用。家庭账户资金未使用完的，其家庭成员不得享受门诊统筹补偿。2011 年门诊统筹基金由农民以家庭为单位筹集的 30 元/人和住院统筹基金中提取的 5 元/人组成，共计 35 元/人。门诊统筹基金只能用于参合农民在本区范围内的乡镇中心卫生院、乡镇卫生院、定点社区卫生服务机构、门诊部及村卫生站（室）门诊就医的医疗费用补偿。补偿范围包括门诊就医的药品费、治疗费和检查费。2011 年各级医疗机构普通门诊报销次封顶线及年封顶线见表 10 - 5。

表 10 - 4　新农合各级筹资标准

年份	参合人数（人）	中央补助资金		省级补助资金		市级补助资金		区级补助资金		个人筹资		合计	
		标准（元）	金额（万元）	标准（元）	金额（万元）	标准（元）	金额（万元）	标准（元）	金额（万元）	标准（元）	金额（万元）	标准（元）	金额（万元）
2007年	741 757	20	1 483.51	13	964.28	2	148.35	5	370.88	10	741.76	50	3 708.78
2008年	808 321	40	3 233.28	19.5	1 576.23	3	242.50	7.5	606.24	10	808.32	80	6 466.57
2009年	838 898	40	3 355.59	26	2 181.13	4	335.56	10	838.90	20	1 677.80	100	8 388.98
2010年	846 392	60	5 078.35	34.3	2 903.12	7.71	652.57	17.99	846.39	20	1 692.78	140	11 849.49
2011年	808 329	124	10 023.28	42.3	3 419.23	10.11	817.22	25.13	2 031.33	30	2 424.99	230	18 591.57

表 10-5　雁江区2010年和2011年各级医疗机构普通门诊补偿次封顶线及年封顶线

		2010 年	2011 年
起付线（元）	门诊部及村级医疗机构	0	0
	乡镇卫生院及以上定点医疗机构	0	0
次封顶线（元）	门诊部及村级医疗机构	—	20
	乡镇卫生院及以上定点医疗机构	—	30
年封顶线（元）	门诊部及村级医疗机构		35

2. 特殊慢性疾病门诊补偿

非住院慢性疾病门诊统筹报销病种：①慢性肾衰竭（尿毒症期的血液透析）；②肝硬化失代偿期；③再生性障碍性贫血、特发性血小板减少性紫癜；④精神障碍性病症（精神分裂症、抑郁症、躁狂症、偏执性精神障碍）；⑤门诊体外冲击波碎石（体外震波碎石）。

上述非住院性疾病中①~③种以市一院、市三院、区人民医院、区中医院诊断为准。这部分参合农民凭这 4 家医院的诊断证明和《雁江区非住院慢性疾病门诊报销凭证》可到中心卫生院以上（含老君镇卫生院）区内定点医疗机构的门诊就医，到区外医疗机构的门诊治疗一律不予报销。精神障碍性病症的诊断和治疗均由资阳市精神病医院负责，其余医疗机构对该类疾病的门诊治疗不纳入报销。就诊医院将这部分患者在专科用药和专科检查内的费用按 30% 的比例报销。每个患者年度报销的封顶线为5 000元。

（二）住院补偿

1. 定点机构

住院补偿定点医疗机构 2011 年区内共 33 家：市级 3 家，区级 8 家，中心卫生院 8 家，乡镇卫生院 13 家。

2. 住院补偿标准

因基金沉积比较严重，2011 年 5 月 4 日对住院补偿方案进行了调整，2011 年 5 月 4 日前及 2011 年 5 月 4 日之后住院补偿标准见表 10-6 和表 10-7。各级医疗机构的起付标准被调低，补偿比调高，患者住院费用的补偿水平提高。

表 10-6　2011 年 5 月 4 日前住院补偿标准

医院类别	起付标准（元）	补偿比（%）
乡镇卫生院	60	65
中心卫生院	150	60
区级医疗机构	300	50
市级医疗机构	400	40
实施基本药物的社区卫生服务机构	200	50
市外公立医疗机构	800	30

表 10-7　2011 年 5 月 4 日后住院补偿标准

医院类别	起付标准（元）	补偿比（%）
乡镇卫生院	60	75
中心卫生院	100	70
区级医疗机构	200	60
市级医疗机构	400	50
实施基本药物的社区卫生服务机构	150	65
市外公立医疗机构	700	30～40

3. 定额补偿

2011 年只有正常产住院分娩定额补助，5 月 4 日前补助标准是每次定额补偿 300 元，调整后为 400 元。

4. 特殊情况（人群）的报销规定

2011 年 5 月 4 日将农村五保户报销比例由 65% 调整为在入住医院报销比例的基础上提高 10%；将躁狂型精神病患者报销比例由 70% 调整为 75%；将正常产住院分娩定额补助由 300 元调整为 400 元；将中药饮片（复方）治疗的费用按 120% 计入报销范围；将儿童急性淋巴细胞白血病、儿童急性早幼粒细胞白血病、儿童先天性房间隔缺损、儿童先天性室间隔缺损、儿童先天性动脉导管未闭、儿童先天性肺动脉瓣狭窄等 6 个病种纳入儿童重大疾病医疗保障范围，补偿标准按最高限价的 70% 补偿（医疗费用低于最高限价的，按实际费用的 70% 补偿）。

（三）雁江区 2006 年至 2011 年 10 月新农合基金使用情况

如表 10-8 所示，基金的筹集和支出都呈逐年上升趋势，但支出增长的速度更快，2009 年已出现超支的情况，2010 年超支的情况得到控制，但是以后管理方仍需对基金风险加强管理和控制。

表 10 - 8 雁江区 2006 年至 2011 年 10 月新农合基金使用情况

年 份	统筹基金总额（万元）	提取风险基金（万元）	当年使用统筹基金（万元）	当年使用率（%）	结余（万元）
2006 年	1 944.56	250	755.69	51.72	938.87
2007 年	2 967.03	50	2 214.7	75.92	702.33
2008 年	5 658.25	0	4 969.45	87.83	688.8
2009 年	6 711.18	0	7 126.05	106.18	−414.87
2010 年	9 733.5（扣除门诊统筹后）	300	8 193.58	84.18	1 239.92
2011 年 10 月止	—	—	10 497.73	—	

如表 10 - 9 所示，雁江区的住院基金流向在 4 年中基本保持稳定，乡镇、区以上医院的基金流向各占约 1/3，但需注意的是，基金有向更高级别医院流动的趋势。

表10-9 雁江区2007—2010年新农合住院统筹基金流向

年份	年份报销总费用（万元）	住院统筹报销费用			
		区外报销费用及比例［万元（%）］	市级报销费用及比例［万元（%）］	区级报销费用及比例［万元（%）］	乡镇卫生院报销费用及比例［万元（%）］
2007年	2 039.53	326.83 (16.03)	387.15 (18.98)	603.56 (29.59)	721.99 (35.4)
2008年	4 946.67	820.17 (16.58)	1 085.03 (21.94)	1 323.7 (26.76)	1 717.8 (34.73)
2009年	7 126.05	1 052.63 (14.77)	1 687.96 (23.69)	1 806 (25.34)	2 579.5 (36.2)
2010年	8 193.58	1 320.32 (16.11)	2 174.08 (26.53)	2 291.51 (27.97)	2 407.67 (29.39)
合计	22 305.83	3 519.93 (15.78)	5 334.22 (23.91)	6 024.77 (27.01)	7 426.91 (33.3)

三、参合农民住院补偿封顶线

2011 年 5 月 4 日前住院补偿封顶线为31 000元，5 月 4 日调整为50 000元。

四、参合农民报销程序

参合农民门诊就医须持有效医疗证和身份证（18 岁以下使用户口簿），到本乡镇范围内定点医疗机构就诊。接诊医生需认真确认患者身份及其家庭账户余额，开具复式处方，进行门诊补偿登记（患者签字），出具《资阳市雁江区新型农村合作医疗门诊医药费用报销登记凭证》，并交就诊患者签字后，对参合患者给予现场补偿。补偿资金由定点医疗机构垫付。村级定点医疗机构每月定时凭门诊补偿登记表、统计报表和《资阳市雁江区新型农村合作医疗门诊医药费用报销登记凭证》与所在地乡镇或中心卫生院结算。乡镇或中心卫生院经办人员认真核查后，在《四川省新型农村合作医疗信息管理系统》的门诊统筹中录入，并建立门诊统筹补偿台账。乡镇或中心卫生院每月凭门诊报销统计表（家庭账户和门诊统筹分别填报）和《资阳市雁江区新型农村合作医疗门诊医药费用报销登记凭证》及汇总凭证到合管中心结算。实际上，由于门诊报账的繁琐以及需要垫付，许多村医并未实行门诊统筹报销。区内住院补偿及县外住院补偿程序见图 10 - 1 和图 10 - 2。

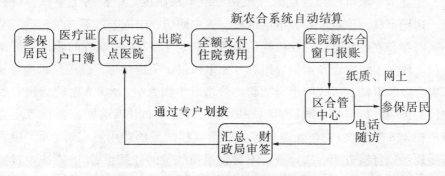

图 10 - 1 区内补偿程序

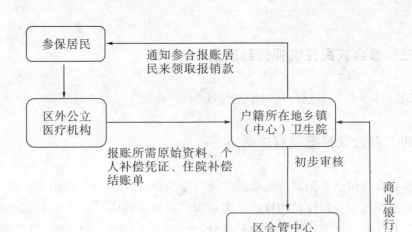

图 10－2　区外住院补偿程序

五、监管及支付方式的探索

（一）对定点医疗机构和参合农民的监管

建立了专家审核与定点医疗机构分级审核制度，坚持网上审核、资料审核、现场审核、重点审核、电话审核、入户回访、定期公示等多种形式，全面加强对参合农民和定点医疗机构的监管。选聘了 57 名高职称的临床一线医务人员，建立了新农合专家指导组和专家审核组，负责参与定点医疗机构审核和新农合业务审核。区政府出资招聘协管员（下岗人员），深入医院病房对参合农民和医院进行监督。2011 年 1~10 月，合理中心开展巡回监督检查定点医疗机构 148 个（次），查处违规单位 2 个，扣减报销费用11 423.7元。协管员开展现场监督检查 396 次，查实不符合报销政策的住院患者 38 人次，挽回基金损失132 665.5元。查处冒名顶替报销患者 4 人，挽回基金损失 4.5 万元。查处弄虚作假骗取基金行为 5 人，挽回基金损失 6.2 万余元。

（二）支付方式的探索

推行"总额预算＋3 项指标控制"的支付方式，来控制医疗费用。结合定点医疗机构住院参合农民次均费用、服务包利用率、实际补偿比三项指标执行情况，实行弹性结算。即各定点医疗机构每月申报的费用若在月核定费用范围内，合理中心每月与定点医疗机构据实结算；若申报费用高于月核定费用，但低于累计控制费用的，合理中心每月与定点医疗机构据实结算；若申报费用既高于月核定费用，累加费用又高于累计控制费用的，合理中心只按累计控制费用标准与定点医疗机构结算。次均费用、服务包利用率、实际补偿比三项指标以季度为单位计算，凡超标的，按照各项指标实际超出比例×该季度末所在月应拨付金额之和，给予暂缓拨付，全年清算。

六、新农合各项支撑配套措施

（一）报销药品目录

按四川省卫生厅、四川省财政厅、四川省中医药管理局《关于印发〈四川省新型农村合作医疗用药目录〉的通知》执行，诊疗项目按资阳市雁江区新型农村合作医疗诊疗服务项目范围执行。

（二）民政支持

医疗救助制度是在新型农村合作医疗保险的基础上的救助。新农合系统参合人员信息中会特别标注五保户和低保户。民政局（办）和合管中心之间通过来函、电话以及来人等方式交流信息。救助对象为农村五保户、农村低保户（2011年低保户标准为年均收入低于1 200元/人）及个别特殊重大疾病患者（躁狂型精神病、14岁内白血病、系统性红斑狼疮）。救助方式为补助新农合报销之后自费部分的50%，需要自己先行垫付，年封顶线为5 000元/人。民政补助流程如图10-3所示。

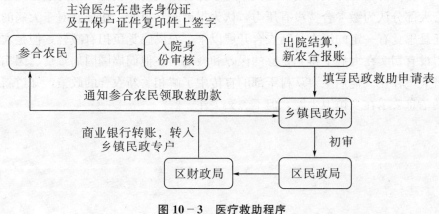

图 10－3　医疗救助程序

（三）新农合硬件配套

乡镇卫生院及以上定点医疗机构均自费购置了电脑等硬件，并连入新农合信息系统。村卫生室目前尚未配置电脑，给门诊统筹的报账带来了很大不便。区合管中心主任反映，目前省上统一配备的服务器过小，不能满足需要，另外新农合信息系统中缺少个性化板块，数据的统计分析功能也有待加强。

七、雁江区各级医疗机构及参合农民访谈情况

（一）资阳市第一人民医院

三级乙等医院，新农合工作由医保科负责，医保科为财务科下属的二级科室，财务科副科长兼任医保科科长。医院有一套比较完善的新农合政策宣传、培训、考核及相关奖惩办法。医院和区合管中心交流比较通畅，信息能够及时沟通，合作比较愉快。新农合患者的住院费用占到医院住院收入的近 1/3，入院治疗的新农合患者实际补偿比 30％左右。医院负责人反映，新农合对大病的保障不够，不能完全解决"因病致贫"的问题；另外，他们认为实行门诊统筹对他们医院没有什么影响，实行门诊统筹的意义不是很大。

（二）雁江区中医院

医院的新农合工作由医保科负责，医院有比较完善的新农合政策宣传和公示资料。

（三）村民访谈

本次调查中在资阳市第一人民医院访谈了 5 位参合农民，访谈情况如下：访谈人群中，都是从开始一直参保。刚开始缴纳 10 元费用时，有明显的抵触，在一部分人群享受好政策之后，大家对参保有巨大的积极性，认为这是一份保障。大部分认为缴参合费没有压力，认为报销非常方便、快捷，对于大病的垫付还是感觉有一定的压力。新农合开展以来，农民感觉负担有减轻，但是农民觉得没有切实在大病上得到足够的保障和救助。在他们周围因病致贫、因病返贫者大量存在。他们主要从村干部的宣传中了解相关新农合的政策，知道新农合的信息公示在乡镇卫生院，但不怎么关注。

第十一章　眉山市洪雅县
新农合调研报告

一、基本情况

2010 年，洪雅县财政收入 3.06 亿元，县财政支出 10.36 亿元，农民人均纯收入5 099元。2011 年，全县农业人口 26.04 万人，其中贫困人口16 871人（包括1 150个五保户），应参加新农合人数为277 790人，实际参合人数275 846人，其中贫困人口全部参合。2011 年，县域内公立医疗机构增加两个，达到23 个，村卫生室增加到 192 个，显示医疗服务能力有所提高（表 11－1）。

表 11－1　2009—2011 年洪雅县人口与医疗资源状况

年份	总人口（万人）	乡镇（个）	村（个）	农业人口（万人）	公立医疗机构（个）	村卫生站（个）
2009 年	34.33	15	142	30.19	21	184
2010 年	34.72	15	142	29.82	21	184
2011 年	34.77	15	142	26.04	23	192

二、经办机构情况

洪雅县新型农村医疗合作管理中心情况详见表 11－2。

表 11－2　2011 年洪雅县新型农村医疗合作管理中心情况

	实有编制（人）	县级在岗人数（人）	乡级在岗人数（人）
2011 年	10	7	0

洪雅县从 2006 年启动新农合，正式运行是 2007 年 1 月。洪雅县合管中心隶属于县卫生局，属于县卫生局下属科室之一，卫生局局长任合管中心主任，卫生局副局长任合管中心副主任。洪雅县合管中心编制人数多于在岗人数，设

有财务、信息、监管、办公室四个科室，存在一人多岗的情况，事务最多的岗位是监管部门。

尚未设置乡级经办机构。县卫生局原则上要求在乡镇设立新农合经办机构，但是管理存在问题，仅仅有一个乡镇设立合管办（这个乡镇卫生院由临聘人员负责报账），其他乡镇都是由当地卫生院临聘人员负责报账（非编制内，工资由医院发放），还有一些医院是由编内医生临时兼任报账人员，流动性大，不稳定，监管不力。

三、新农合筹资与支出程序

1. 新农合筹资流程

洪雅县新农合筹资流程如图 11 - 1 所示。

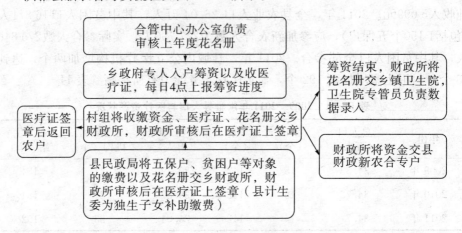

图 11 - 1　洪雅县新农合筹资流程

2. 新农合资金支出制度

资金支出实现双印鉴制度。患者在定点医疗机构就医，办理出院手续时，先垫付全部资金，在新农合窗口进行报销结算。医院实行资金垫付制。医院将资料实时传输给县合管中心，月底将新农合报账资料提交县合管中心办公室进行审核，审核通过之后，合管中心办公室签署拨款申请，由县卫生局主管局长签字确认，县财政局对接部门审核后签章，报县财政局分管局长，局长签字同意，财政专户支出报销资金转移到新农合支出账户，由合管中心办公室将资金划拨到各医疗机构。实现了收支两条线管理。

四、新农合参合与筹资情况

洪雅县参合率高，基本做到应保尽保，筹资水平不断提高，筹资规模持续放大，基金结余率持续降低，在政策范围内，基金最大限度补偿农民医疗服务，进一步降低农民就医负担。门诊统筹资金量持续扩大，基金使用率快速提升，农民逐渐适应门诊统筹的补偿政策。随着宣传力度的加大，在门诊治疗方面，农民将得到更大的实惠（表 11－3）。

表 11－3　2008—2011 年 10 月洪雅县新农合参合与筹资情况

年份	参合人数（人）	参合率（%）	农民个人筹资（元/人）	筹资水平（元/人）	当年筹资额度（万元）		
					筹资总额	统筹基金	门诊基金
2008 年	284 493	95.19	10	80.00	2 275.94	1 991.45	284.49
2009 年	272 641	98.15	20	102.11	2 784.06	2 375.1	408.96
2010 年	285 316	95.68	20	140.22	4 000.79	3 201.91	798.88（门诊统筹）
2011 年	277 790	99.30	30	230.00	6 344.46	5 075.57	1 268.89（门诊统筹）

五、新农合补偿情况

如表 11－4，洪雅县新农合受益面持续扩大，尤其是实行门诊统筹政策之后，受益面从 2009 年的 29.6% 扩大到 2011 年的 153.70%。由于 2010 年 1 月启动门诊统筹，所以2010年至今，存在门诊统筹与家庭账户并行的局面，门诊受益面持续扩大，使得整体受益面扩大。

表 11－4　2008—2011 年洪雅县新农合受益分布状况

年份	参合人数（人）	受益总人数（人）							受益率（%）
		合计	住院补偿	家庭账户	门诊统筹	住院分娩	门诊慢性疾病	二次补偿	
2008 年	284 493	55 032	25 361	27 812		1 555		304	19.34
2009 年	272 641	80 882	30 493	48 598		1 521	270		29.67
2010 年	285 316	195 275	31 226	77 773	84 097	1 647	532		68.44
2011 年	275 846	423 974	28 024	30 773	362 770	1 609	798		153.70

六、新农合资金使用情况

如表 11 - 5 所示，新农合当年基金结余率波动较大，2011 年最低为 -3.70%，2010 年最高为 23.11%。可能原因在于门诊统筹（表 11 - 6），2010 年门诊统筹结余率过高，达到 92.50%，而 2011 年门诊统筹结余率只有 39.57%。

表 11 - 5　2008—2011 年洪雅县新农合基金结余状况

年份	参合人数（人）	基金收入（万元）	基金支出（万元）	基金使用率（%）	当年结余率（%）
2008年	284 493	2 275.94	1 784.39	78.40	21.6
2009年	272 641	2 784.06	2 736.24	98.28	0.72
2010年	285 316	4 000.79	3 076.32	76.89	23.11
2011年	275 846	6 363.52	6 602.7	103.70	-3.70

如表 11 - 6 所示，门诊统筹基金年度使用率大幅提高，从 2010 年的不足 7.5%，提高到 2011 年的 60.43%。由于 2010 年支出较少，导致 2011 年滚存结余率仍然比较高，达到 97.81%，资金量达到 1 000 万左右，随着逐年计提资金，可能造成大量资金结余，所以需要调整门诊统筹政策。

表 11 - 6　2008—2011 年洪雅县新农合基金收支分布状况

年份	当年结余率（%）			历年滚存结余率（%）		
	住院统筹	家庭账户	门诊统筹	住院统筹	家庭账户	门诊统筹
2008 年	14.61	70.48	—	28.27	301.89	
2009 年	-3.57	44.63	—	20.13	431.68	
2010 年	8.98	—	92.50	23.92	—	90.50
2011 年	16.73	—	39.57	31.82	—	97.81

如表 11 - 7 所示，住院统筹基金年度支出波动幅度不大，相对稳定在 90% 左右，向年度 15% 的结余率靠近，但政策不断调整，致使结余率不能完全把控。

表 11-7　2008—2011 年洪雅县新农合资金使用情况

| 年份 | 当年筹资总额 | | | 住院统筹资金支出 | | 家庭账户基金支出 | | 门诊统筹基金支出 | |
	家庭账户（万元）	住院（万元）	门诊统筹（万元）	支出额度（万元）	当年使用率（%）	支出额度（万元）	使用率（%）	支出额度（万元）	使用率（%）
2008 年	284.49	1 991.45	—	1 991.45	85.30	83.89	29.52	—	—
2009 年	408.96	2 375.1	—	2 459.95	103.50	226.46	55.30	—	—
2010 年	787.82	3 201.91	798.88	2 914.27	91.00	418.92	61.10	59.92	11.37
2011 年	368.9	5 075.57	1 268.89	4 226.45	83.20	450.30	35.48	766.78	60.40

注：2010 年以后的数据为家庭账户余额，不是当年家庭筹资额度，门诊统筹后不再提留家庭账户资金。

如表 11-7 所示，住院基金的使用率是比较高的，门诊统筹的使用率增加速度很快，家庭账户的余额快速下降。

七、补偿方案

洪雅县新农合的补偿方案不断完善，乡镇医疗机构的起付线由 100 元降低到 2010 年的 40 元，2011 年又提高到 100 元，主要是为配合门诊统筹制度的推行，这是补偿政策科学性的表现。县级起付线由 300 元降低到 200 元，并稳定在这一水平。市级由 400 元提高到 600 元，省级由 800 元降低到 700 元。封顶线从 2 万提高到 7 万。报销比例与封顶线逐步提高，农民医疗负担将进一步降低。2006—2011 年新农合补偿方案详见表 11-8。

表 11-8　2006—2011 年新农合补偿方案汇总表

| 年份 | 医疗机构级别 | 住院补偿 | | |
		起付线（元）	报销比例（%）	封顶线
2006 年 2 月底之前	乡级	100	40	
	县级	300	30	
2006 年 3 月开始	乡级	50	50	
	县级	300	40	
2008 年	乡级	40	70	2 万元（二次补偿不计在内）
	县级	200	60	
	市级	400	50	
	省级	800	30	

年份	医疗机构级别	住院补偿		
		起付线（元）	报销比例（％）	封顶线
2009 年	乡级	40	70	2 万元（二次补偿不计在内）
	县级	200	60	
	市级	400	50	
	省级	800	40	
2010 年	乡级	同上	75	4 万元
	县级		60	
	市级		35	
	省级		30	
2011 年 4 月 1 日	乡级	100	85	6 万元
	县级	200	70	
	市级	600	35	
	省级	700	30	
2011 年 6 月 1 日部分调整	市级	600	55	7 万元
	省级	700	50	

1. 住院补偿

如表 11-9 所示，洪雅县参合农民住院受益面逐年提高并稳定在 11％左右，实际补偿比提高幅度较大，由 2008 年的 40.08％提高到 2011 年的 56.92％。

表 11-9 2008—2011 年新农合住院补偿情况

年份	参合人数（人）	住院补偿人次（人次）	住院受益率（％）	住院总费用（万元）	人均住院费用（元）	补偿金额（元）	实际补偿比（％）
2008 年	284 493	25 361	8.91	4 242.21	1 672.73	1 700.41	40.08
2009 年	272 641	30 493	11.18	5 566.30	1 825.435	2 459.95	44.19
2010 年	285 316	31 226	10.94	7 054.64	2 259.218	2 914.27	41.31
2011 年	277 790	28 024	10.09	7 425.79	2 649.797	4 226.45	56.92

如表 11-10 所示，参合农民住院总费用增长率逐步降低，2009、2010 年仍然高水平运行，2011 年降低非常明显。人均住院费用处于增长状态，2011年有所降低。县外医疗机构住院费用增长较高，乡级医疗机构呈现负增长，这

可能与实行了基本药物制度有关。

表 11 - 10　　2009—2011 年住院费用增长率

年份	总费用增长率	人均费用增长率	县外增长率	县级增长率	乡级增长率
2009 年	31.21%	9.13%	3.88%	—	—
2010 年	26.74%	23.76%	11.06%	11.00%	22.66%
2011 年	5.26%	17.29%	10.53%	3.20%	−5.82%

　　不同级别医疗机构的住院补偿比状况如表 11 - 11 所示。总体实际补偿比，仍然是县外最低，乡级最高，符合政策引导就近就医的初衷。各级别医疗机构的补偿比均在不断增长，其中县外就医实际补偿比增长幅度最大，其次是县级医疗机构，这与 2011 年提高补偿政策有直接的关系。政策变化见表 11 - 8。

表 11 - 11　　2008—2011 年住院实际补偿比

年份	县外住院	县级住院	乡级住院
2008 年	18.79%	—	—
2009 年	26.76%	42.2%	64.16%
2010 年	19.59%	43.42%	64.54%
2011 年	50.02%	56.43%	71.92%

　　表 11 - 12 显示了参合农民的实际就医负担。总体就医负担处于降低状态。农民负担最重在大病大医院就诊的费用支出，2010 年县外就诊未报销费用达到农民年人均纯收入的 1.18 倍。相对而言，县乡两级就医负担比较轻。

表 11 - 12　　2010 年未补偿住院费占农民当年纯收入的比例

年份	农村人均纯收入（元）	县外住院		县级住院		乡级住院	
		额度（元）	比值	额度（元）	比值	额度（元）	比值
2010 年	5 099	6 033	1.18	1 610	0.32	386	0.08

2. 门诊补偿

洪雅县于 2010 年 1 月 1 日起执行门诊统筹，同时家庭账户不再提留资金，不限时间用完，如表 11-13 所示。当年筹资总额的 20% 划入门诊统筹，大约有 1 000 多万元。2011 年，封顶线为 100 元/(人·年)，报销 50%，家庭成员可共享。2012 年，封顶线为 200 元/(人·年)，可报销 70%。门诊统筹资金用于三个方面：一般诊疗费(村 3 元、乡 4 元)、慢性疾病门诊、门诊费用。按"比例补偿、单次限额、全年封顶"的补偿方式，双向控制门诊医疗费用不合理增长，保证基金平衡，实现"小病不出村，常见病不出乡"。门诊补偿受益率持续扩大，尤其是在执行门诊统筹政策之后，受益率明显提高，门诊补偿额度也大幅提高。乡镇住院率降低，县住院率增加。

表 11-13   2008—2011 年 10 月门诊补偿情况

年份	家庭账户				门诊统筹			
	补偿人次（人次）	补偿受益率（%）	补偿金额（万元）	家庭账户使用率（%）	补偿人次（人次）	补偿金额（万元）	补偿受益率（%）	门诊统筹基金使用率（%）
2008 年	27 812	9.7	83.98	29.52	—	—	—	—
2009 年	48 598	17.82	226.46	55.30	—	—	—	—
2010 年	77 773	27.20	418.92	53.1	84 097	59.92	29.4	11.73
2011 年	30 773	8.2	93.60	25.30	362 770	766.78	82.4	35.48

3. 住院分娩补偿

洪雅县新农合住院分娩补偿情况详见表 11-14。

表 11-14   2008—2011 年洪雅县新农合住院分娩补偿情况

年份	补偿人次数（人次）	住院总费用（万元）	补偿金额（万元）
2008 年	1 555	—	37.05
2009 年	1 521	—	34.25
2010 年	1 647 (776+871)	—	74.14
2011 年	2 197 (588+1 609)	90.23	87.89

2008 年开始启动计划生育政策内的住院分娩补偿政策，实行定额补偿加疾病报销政策，按照疾病报销政策给予报销，此外定额补偿 100 元/人。2009 年政策有所调整，除享受疾病报销外，同时享受 200 元的定额补助。从 2010 年 6 月开始，取消住院分娩的疾病报销政策，统一执行定额补偿，顺产定额补偿 200 元/胎，病理性生产定额补偿 600 元/胎。

4. 门诊慢性疾病补偿

慢性疾病门诊补偿政策详见表11-15，病种有所增加，补偿政策有所变化。2010年合管中心将门诊慢性疾病划分为1类和2类，1类补偿政策见表11-15；2类政策改从住院统筹基金中支出。慢性疾病补偿人数逐渐增加，门诊慢性疾病报销比例逐步提高，减轻了慢性疾病医疗负担，详见表11-16。

表 11-15　2008—2011 年洪雅县新农合慢性疾病门诊补偿政策

时　间	病　种	补偿政策
2008 年 5 月 1 日启动	二期以上高血压（含二期）、心脏病合并心功能不全（包括风湿性心脏病、肺源性心脏病）、糖尿病（有并发症）、肝硬化失代偿期、恶性肿瘤门诊放化疗、精神病维持治疗期、慢性肾衰竭的血液透析、系统性红斑狼疮	年门诊费用 50％进行报销，最高额为 1 500元/年，患补偿病种两种以上的2 000元/年
2009 年	同上	每病种门诊医药费用给予 50％ 报销，最高1 500元
2010 年	1 类：二期以上高血压（含二期）、风湿性心脏病、肺源性心脏病、糖尿病（有并发症）、肝硬化（失代偿期）、精神疾病维持治疗期、慢性阻塞性肺气肿、系统性红斑狼疮。2 类：慢性肾衰竭的透析、恶性肿瘤（含白血病、再生障碍性贫血）放化疗，肾脏移植术后治疗。	1 类：年门诊费用 50％进行报销，最高额为 1 500元/年；2 类：按住院政策补偿
2011 年	同上	同上

表 11-16　2009—2011 年洪雅县新农合门诊慢性疾病补偿情况

年份	门诊慢性疾病补偿人次	总费用（万元）	补偿金额（万元）	补偿比
2008 年	116	9.77	4.21	43.09％
2009 年	270	34.89	15.58	44.65％
2010 年	532	73.58	30.99	42.12％
2011 年	798	142.37	76.02	53.40％

5. 二次补偿制度

分段付费方式（二次补偿）：住院总费用5 000～10 000元，首次报销后，依据剩余总额（不分政策），可再报销15％；1 万～2 万元，可再报销20％，2 万～3 万元，可再报销25％；3 万～4 万元，可再报销30％，4 万元以上，可再报销35％。这样可以大大减轻因病致贫返贫的问题。但是，眉山市统一补偿方案，将洪雅县的分段补偿方案否定了，致使资金结余率较高。

八、医疗机构管理

1. 协议管理

按照与定点医疗机构每年一签的协议进行管理，制定了《洪雅县新型农村合作医疗定点医疗机构管理规定》，试行了《洪雅县新型农村合作医疗门诊统筹管理考核办法》，对医院实现四项考核：住院率、次均费用、床日（次均住院日）、床日费用。

2. 行政管理

将医疗机构执行新农合的情况纳入卫生系统年度考核管理；乡镇人民政府将新农合筹资工作纳入目标考核管理，由县政府和各乡镇签订目标责任书，纳入年度管理考核。

九、监管工作

（1）不定期对定点医疗机构进行抽查。

（2）组织专家检查。专家对所有定点医疗机构进行现场检查，重点检查住院病历、大型设备检查、住院在床率，并对查出的问题进行了通报。

（3）加强网络监管。通过新农合县级平台，对所有定点医疗机构的住院患者费用进行实时监控，对不合理的医疗费用进行了扣减。

（4）卫生行政检查。年终的新农合监管检查考核作为医疗机构年终考核的指标之一，占比 30%，直接影响医院管理者的绩效考核成绩。

（5）眉山市一卡通政策。眉山市实现了市内各区参合农民在市内县外就医即时即报，在市内实行一卡通，按照相同的比例报销（眉山市实行统一政策），市外就医全额垫支后，到户籍所在地乡镇卫生院报销，1 万元以上的都必须在县农合办二次审核。

（6）眉山市实行了新农合行政过错责任追究办法，办法根据《中华人民共和国行政监察法》、《中华人民共和国执业医师法》、《四川省行政机关工作人员行政过错责任追究试行办法》、《眉山市人民政府关于进一步完善新型农村合作医疗试点工作的意见》等法律法规和政策规定。依据上述文件精神制定了《眉山市新型农村合作医疗行政过错责任追究办法》，办法针对眉山市各级人民政府有关部门、卫生行政部门及新农合经办机构、财政部门、民政部门、新农合定点医疗机构分别列举了 32 种行政过错表现。其中，针对卫生行政部门及新农合经办机构的行政过错表现 9 种，分别是不按规定核实参加新农合人员身份，冒名顶替或不该补偿而补偿，造成严重重大财产损失的；将新农合不予支付的费用列入支付内容，情节严重的；不严格执行新农合诊疗目录或药品目录，开大处方、滥检查、滥用药、"搭便车" 开药等问题情节严重的；使用自费药或贵重药及进行特殊检查或治疗未经患者同意的；不按病情需要收治住院患者而列入新农合基金支出的；截留患者，不及时转诊延误治疗的；违反物价政策，擅自提高收费标准，增加收费项目和不执行药品价格的；出具假证明、假处方、假单据，编制虚假凭证套取合作医疗基金的；不按规定设置公示栏，不接受群众和社会监督的。针对卫生行政部门及新农合经办机构的行政过错表现，依据本办法责令作出检查到辞退、解聘责任追究措施。行政过错行为构成违纪的，依法给予党纪或政纪处分；涉嫌犯罪的，移交司法机关依法处理。

十、民政资助

民政救助对象：低保（以家庭为单位，以户口为准，2011 年人均收入低于 1 196 元/人）、五保、重点优抚对象（伤残军人、参战军人）；资助参保，交纳参合费用；救助对象住院后，新农合先行报销，再实行医疗救助，救助资金由医疗机构垫付，由财政支付到医疗机构（基本程序与新农合类似）。边缘人群（收入低，但不属于低保对象），实施大病救助办法，由农户带上医疗凭证，到当地乡镇民政办申请民政救助。民政系统与新农合系统已经完全对接，可以实现一站式报账。

十一、财 政

2011 年，新农合筹资 230 元/人，其中农民 30 元/人，财政预算 200 元/人。实际财政筹资为：中央 128 元/人，省级 41 元/人，市级 10.5 元/人，县级 24.5 元/人，共计 204 元/人。县级财政补助新农合资金按时足额到位，但县财政补助资金增长速度远远超出财政收入增长速度，县财政压力很大。新农合基金产生的利息存入专户，收支两条线管理。

十二、村民访谈

1. 对制度

村民普遍认为新农合是个好制度，能减轻医疗负担，都参保了。

2. 对缴费

缴费对年轻人压力不大，对部分老年人有压力。

3. 对门诊统筹

对身体健康的村民而言，家庭账户比较有吸引力。而对老年人而言，门诊统筹比较好，但是存在问题，年底突击消费，造成资源的浪费（乡镇卫生院宣传讲，钱不用完，第二年就重新计算）。道德素质低，怕吃亏，没有共济意识。门诊统筹制度下，如果没有将限额使用完毕，感觉吃亏，医院的药价高于药店的价格，导致门诊报销后农民自负部分高于在药店自购药成本，导致百姓放弃去医院看门诊，而选择自行购药自治。医院药价不透明，需要政府公示药价。

4. 宣传

各级对政策宣传较少，该县主要采用传单、电视、卫生院显示屏宣传方式。基层人员只向农民说明所缴纳的款项为新农合筹资。

5. 对基金安全

不存在关心的问题，交给国家的钱，不会有什么问题，相信国家。

6. 报销

门诊较多，报销比较方便。

十三、洪雅县人民医院访谈

1. 机构

县人民医院未设置独立的医保科。医保工作由分管副院长牵头，由医务科和财务科一起完成。财务科主要管理费用报销方面的事情（主要是根据物价核价收费），医务科主要管理医疗质量（合理性，要求医生尽量用目录内的药品，病情需要用目录外的药品需要与患者沟通并签字，写入病历内）。医务科8人，财务科10人，编制人员相对固定。

2. 费用与报销

农民先全额垫支，之后报销。医院与新农合一月结算一次，费用次月到账。业务收入大约为400万元/月，全年4000多万元。本医院次均费用记不得，但有增长，主要是材料费用增长（必须用一次性材料导致增长）。县医院药品加成 15%，基本药物报销提高 5%；中医药报销比例提高 10%，原来是 20%。存在过新农合不予报账的情况，如果违规报销不到，医院将未报销金额明确进科室，最终扣到医生个人。

3. 医疗服务能力

服务能力不能满足本地需求，转院多，医患关系不好，对稍有难度的疾病，医生害怕纠纷，不敢放手做，建议转院。新农合占到医院收入的 50%。新农合实行后切实减轻了农民的负担。2006 年新农合开展之后，住院率明显上升。

参考文献

[1] World Health Organizaiton. Health System Financing—The Path to universal coverage. Genenva，2010

[2] World Health Organizaiton. Health Financing Strategy for the Asia Pacific Region (2010—2015). Genenva，2009

[3] 关于印发《四川省新型农村合作医疗用药目录》的通知（川卫办发〔2010〕97 号）. 四川省卫生厅. 2010

[4] 关于发布《国家基本药物四川省第二批基层补充药品目录》的公告. 四川省卫生厅. 2010

[5] 关于调整邻水县新型农村合作医疗工作管理委员会监督委员会和评审委员会成员的通知（邻委办〔2007〕165 号）. 邻水县县委. 2007

[6] 关于对提供新型农村合作医疗服务的医生实行处方权准入制的通知（邻新农合〔2008〕7 号）. 邻水县新农合管理中心. 2007

[7] 关于加快新型农村合作医疗信息化建设的紧急通知（邻府办发〔2008〕87 号）. 邻水县人民政府办公室. 2008

[8] 关于印发《邻水县 2011 年新型农村合作医疗统筹补偿方案》的通知（邻府办〔2011〕142 号）. 邻水县人民政府办公室. 2011

[9] 关于进一步加强新农合定点医疗机构医药费用管理工作的通知（广市卫生办〔2010〕218 号）. 广安市卫生局. 2010

[10] 关于严肃查处新农合定点医疗机构弄虚作假的行为的通知（广市办发〔2010〕449 号）. 广安市卫生局. 2010

[11] 关于印发《邻水县新型农村合作医疗定点医疗机构管理办法（试行）》的通知（邻卫〔2007〕68 号）. 邻水县卫生局. 2007

[12] 关于印发《邻水县新型农村合作医疗试点工作的实施办法》的通知（邻委办〔2007〕

1号）. 中共邻水县委办公室邻水县人民政府办公室. 2007

[13] 关于成立邻水县新型农村合作医疗试点工作管理委员会、监督委员会和评审委员会的通知（邻委办〔2007〕14号）. 中共邻水县委办公室邻水县人民政府办公室. 2007

[14] 关于确定我县新型农村合作医疗定点医疗机构的通知（邻府办发〔2007〕132号）. 邻水县人民政府办公室. 2007

[15] 邻水县新型农村合作医疗定点医疗机构责任协议书. 邻水县新农合管理中心.

[16] 关于印发《邻水县城乡医疗救助实施办法》的通知（邻府发〔2008〕17号）邻水县人民政府. 2008

[17] 关于印发《邻水县农村医疗救助实施细则（试行）》的通知（邻府办发〔2007〕106号）. 邻水县人民政府办公室. 2007

[18] 关于切实加强新型农村合作医疗工作的通知（广安府办发〔2007〕144号）. 广安市人民政府办公室. 2007

[19] 关于印发《邻水县2009年新型农村合作医疗个人参合费用征收实施意见》的通知（邻委办发〔2008〕86号）. 中共邻水县委办公室、邻水县人民政府办公室. 2008

[20] 关于进一步加强新型农村合作医疗工作的通知（邻府办发〔2009〕134号）. 邻水县人民政府办公室. 2009

[21] 关于做好新型农村合作医疗工作有关问题的通知（川卫办发〔2009〕557号）. 四川省卫生厅、四川省民政厅、四川省财政厅等. 2009

[22] 关于做好2008年新型农村合作医疗工作的通知（邻委〔2007〕105号）. 中共邻水县委、邻水人民政府. 2007

[23] 转发四川省卫生厅四川省财政厅关于做好2008年新型农村合作医疗工作若干具体问题的通知（广市卫发〔2008〕189号）. 广安市卫生局、广安市财政局. 2008

[24] 关于做好2008年新型农村合作医疗工作若干具体问题的通知（川卫办发〔2008〕173号）. 四川省卫生厅、四川省财政厅. 2008

[25] 关于规范新型农村合作医疗基金使用管理的通知（卫办农卫发〔2010〕53号）. 卫生部办公厅. 2010

[26] 关于进一步规范新农合备用周转金管理与使用通知（资雁新农合中心发〔2008〕16号）. 资阳市雁江区新型农村合作医疗管理中心. 2008

[27] 关于印发《资阳市雁江区2007年新型农村合作医疗补偿方案》的通知（区新农合管委会发〔2006〕03号）. 资阳市雁江区新型农村合作医疗管理委员会. 2006

[28] 关于印发《资阳市雁江区2008那年新型农村合作医疗补偿方案》的通知（资雁新农合管委会发〔2007〕1号）. 资阳市雁江区新型农村合作医疗管理委员会. 2007

[29] 关于印发资阳市雁江区2009年新型农村合作医疗补偿方案的通知. 资阳市雁江区新型农村合作医疗管理委员会. 2009

[30] 关于印发资阳市雁江区2010年新型农村合作医疗门诊统筹补偿方案的通知（资雁新农合管委会发〔2009〕2号）. 资阳市雁江区新型农村合作医疗管理委员会. 2009

[31] 关于印发资阳市雁江区 2010 年新型农村合作医疗住院统筹补偿方案的通知（资雁新农合管委会发〔2009〕3 号）. 资阳市雁江区新型农村合作医疗管理委员会. 2009

[32] 关于印发《资阳市雁江区 2011 年新型农村合作医疗住院补偿统筹调整方案》的通知（资雁府办发〔2011〕45 号）. 资阳市雁江区人民政府办公室. 2011

[33] 关于印发《资阳市雁江区 2011 年新型农村合作医疗门诊统筹补偿方案》的通知（资雁府办发〔2010〕136 号）. 资阳市雁江区人民政府办公室. 2010

[34] 2007 年度工作总结（区新农合中心发〔2007〕25 号）. 资阳市雁江区新型农村合作医疗管理中心. 2007

[35] 2009 年度工作总结（资雁新农合中心〔2009〕15 号）. 资阳市雁江区新型农村合作医疗管理中心. 2009

[36] 关于 2010 年工作总结报告（资雁新合中心〔2010〕11 号）. 资阳市雁江区新型农村合作医疗管理中心. 2010

[37] 关于 2011 年工作总结的报告（资雁新合中心〔2011〕16 号）. 资阳市雁江区新型农村合作医疗管理中心. 2011

[38] 新型农村合作医疗定点医疗机构监管制度（资雁新合中心发〔2005〕18 号）. 资阳市雁江区新型农村合作医疗管理中心. 2005

[39] 关于印发《资阳市雁江区新型农村合作医疗定点医疗机构管理规定（试行）》的通知（区卫办发〔2005〕216 号）. 资阳市雁江区卫生局. 2005

[40] 关于印发《资阳市雁江区新型农村合作医疗定点医疗机构管理若干规定（试行）》的通知（资雁卫发〔2009〕85 号）. 资阳市雁江区卫生局. 2009

[41] 关于印发《苍溪县城乡居民基本医疗保险门诊统筹实施方案（试行）》的通知（苍劳社发〔2010〕10 号）. 苍溪县劳动和社会保障局、苍溪县卫生局、苍溪县财政局. 2010

[42] 关于印发苍溪县城乡居民医疗保险门诊统筹总额付费控制及考核办法的通知（苍劳社发〔2011〕25 号）. 苍溪县劳动和社会保障局. 2011

[43] 关于印发新修订的《苍溪县城乡居民基本医疗保险暂行办法》的通知（苍府办发〔2010〕17 号）. 苍溪县人民政府办公室. 2010

[44] 关于调整城乡居民基本医疗保险政策的通知（苍劳社发〔2011〕24 号）. 苍溪县劳动和社会保障局、苍溪县卫生局、苍溪县财政局. 2011

[45] 冕宁县农村医疗救助实施办法（试行）. 冕宁县新农合管理中心.

[46] 关于 2011 年新型农村合作医疗补偿标准调整的通知（凉新合发〔2011〕3 号）. 凉山州新型农村合作医疗领导小组. 2011

[47] 关于 2011 年新型农村合作医疗补偿标准调整的通知（凉新合发〔2011〕1 号）. 凉山州新型农村合作医疗领导小组. 2011

[48] 关于印发 2011 年凉山州新型农村合作医疗统筹补偿方案的补偿通知（凉新合发〔2011〕2 号）. 凉山州新型农村合作医疗领导小组. 2011

[49] 关于凉山州农村孕产妇分娩补助项目和新农合住院分娩补偿标准补偿程序通知的通知（凉卫办发〔2010〕172号）. 凉山州卫生局. 2010

[50] 关于印发《冕宁县新农合定点医疗机构费用控制管理办法（暂行）的通知（冕卫发〔2010〕56号）. 冕宁县卫生局. 2010

[51] 关于转发《凉山州新型农村合作医疗领导小组关于印发〈凉山州新型农村合作医疗统筹补偿实施方案〉的通知》的通知（冕新合发〔2010〕2号）. 冕宁县新型农村合作医疗领导小组办公室. 2010

[52] 关于印发《凉山州新型农村合作医疗统筹补偿实施方案补充规定》的通知（凉新合发〔2009〕1号）. 凉山州新型农村合作医疗领导小组. 2009

[53] 关于印发《凉山州新型农村合作医疗定点医疗机构管理办法》（修订）的通知（凉卫办发〔2009〕196号）凉山州卫生局. 2009

[54] 关于印发《凉山州新型农村合作医疗统筹补偿实施方案（试行）》的通知（凉新合发〔2008〕1号）. 凉山州新型农村合作医疗领导小组. 2008

[55] 关于调整新农合单病种最高限价管理的通知（庐江合管办〔2011〕19号）. 泸州市江阳区新型农村合作医疗管理委员会办公室. 2011

[56] 关于申报2011年新型农村合作医疗门诊统筹病种的通知（庐江合管办〔2011〕5号）泸州市江阳区新型农村合作医疗管理委员会办公室. 2011

[57] 关于印发江阳区2011年新型农村合作医疗实施细则的通知（庐江府办函〔2011〕101号）. 泸州市江阳区人民政府办公室. 2011

[58] 关于印发《泸州市江阳区新型农村合作医疗门诊统筹村级定点医疗机构监督管理办法》（试行）的通知（庐江合管委〔2009〕3号）. 泸州市江阳区新型农村合作医疗管理委员会. 2009

[59] 关于进一步调整新型农村合作医疗实施细则和门诊统筹实施方案的通知（庐江府办函〔2010〕160号）. 泸州市江阳区人民政府办公室. 2010

[60] 洪雅县新型农村合作医疗门诊统筹实施方案（洪合管委〔2009〕1号）. 洪雅县新型农村合作医疗管理委员会. 2009

[61] 四川省关于印发《四川省农村儿童急性淋巴细胞白血病和儿童急性早幼粒细胞白血病医疗救助方案（试行）》的通知（川卫办发〔2010〕742号）. 四川省卫生厅. 2010

[62] 关于印发2011年新型农村合作医疗定点医疗机构考核计分办法的通知（洪农合办〔2011〕1号）. 洪雅县新型农村合作医疗管理委员会办公室. 2011

[63] 关于印发《四川省开展提高农村儿童先心病医疗保障水平工作实施方案》（试行）的通知（川卫办发〔2011〕544号）. 四川省卫生厅. 2011

[64] 关于新型农村合作医疗2011年工作的通知（洪农合管委〔2010〕2号）. 洪雅县新型农村合作医疗管理委员会. 2010

[65] 关于对2011年参合农民患大病住院进行再次补偿的通知（洪合管委〔2011〕2号）洪雅县新型农村合作医疗管理委员会. 2011

[66] 关于调整新型农村合作医疗县外住院补偿方案的通知（洪农合办发〔2011〕9 号）．洪雅县新型农村合作医疗管理委员会办公室．2011

[67] 关于调整新农合补偿方案的通知（洪合管委发〔2011〕1 号）洪雅县新型农村合作医疗管理委员会．2011

[68] 关于印发 2011 年新型农村合作医疗定点医疗机构考核计分办法的通知（洪农合办法〔2011〕1 号）．洪雅县新型农村合作医疗管理委员会办公室．2011

[69] 洪雅县医疗救助细则．洪雅县新型农村合作医疗管理委员会办公室．

[70] 关于印发《洪雅县新型农村合作医疗定点医疗机构管理规定（修订）》的通知（洪农合办发〔2007〕2 号）．洪雅县新型农村合作医疗管理委员会办公室．2007

[71] 关于新型农村合作医疗 2009 年工作的通知（洪农合管委〔2008〕3 号）．洪雅县新型农村合作医疗管理委员会．2008

[72] 关于新型农村合作医疗 2008 年工作的通知（洪农合管委〔2007〕1 号）．洪雅县新型农村合作医疗管理委员会．2007

[73] 关于新型农村合作医疗 2010 年工作的通知（洪农合管委〔2009〕2 号）．洪雅县新型农村合作医疗管理委员会．2009

[74] 洪雅县新型农村合作医疗筹资、管理、报销办法（洪合管委〔2005〕3 号）．洪雅县新型农村合作医疗管理委员会．2005

[75] 关于印发眉山市新型农村合作医疗行政过错责任追究办法的通知（眉府办发〔2010〕18 号）．眉山市人民政府办公室．2010